本书编委会

主　编　赵海鹰　王　浩　李　玲
副主编　赫连曼　王梦琳　金　玉
编　委　冯战胜　杜玉超　付文杰
　　　　　　杨雅洁　田阳阳

GAOXUEYA GUIFANHUA ZHENZHI WENDA SHOUCE

高血压规范化诊治问答手册

主编 赵海鹰 王 浩 李 玲

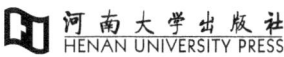
河南大学出版社
HENAN UNIVERSITY PRESS

·郑州·

图书在版编目（CIP）数据

高血压规范化诊治问答手册 / 赵海鹰，王浩，李玲主编 .—郑州：河南大学出版社，2020.12（2021.4 重印）

ISBN 978-7-5649-4537-4

Ⅰ.①高… Ⅱ.①赵… ②王… ③李… Ⅲ.①高血压—诊疗—问题解答 Ⅳ.① R544.1-44

中国版本图书馆 CIP 数据核字（2020）第 271752 号

责任编辑 陈 巧 刘利晓
责任校对 林方丽
封面设计 陈盛杰

出 版	河南大学出版社
	地址：郑州市郑东新区商务外环中华大厦 2401 号
	邮编：450046
	电话：0371-86059750（高等教育与职业教育出版分社）
	0371-86059701（营销部）
	网址：hupress.henu.edu.cn
排 版	郑州市今日文教印制有限公司
印 刷	广东虎彩云印刷有限公司
版 次	2020 年 12 月第 1 版　　　　印 次　2021 年 4 月第 2 次印刷
开 本	787 mm×1092 mm　1/16　　　字 数　175 千字
印 张	9.5　　　　　　　　　　　　　定 价　36.00 元

（本书如有印装质量问题，请与河南大学出版社营销部联系调换。）

目 录

1 第一部分
高血压患者健康生活指导手册

11 第二部分
规范化肾素、醛固酮检测指导手册

27 第三部分
高血压规范化诊治问答手册

- 29　高血压流行状况相关问答
- 30　不健康生活方式与高血压相关问答
- 34　高血压与心血管疾病相关问答
- 36　规范化病史采集和体检相关问答
- 38　实验室检查规范化相关问答
- 39　规范化血压测量相关问答
- 45　高血压靶器官功能评估相关问答
- 48　高血压诊断标准和危险分层相关问答
- 50　高血压的规范化治疗相关问答

75	调脂治疗相关问答
76	抗血小板治疗相关问答
78	高血压合并心房纤颤相关问答
79	高血压随访相关问答
80	老年高血压相关问答
83	儿童青少年高血压相关问答
93	妊娠高血压相关问答
98	高血压伴脑卒中相关问答
100	高血压伴冠心病相关问答
101	高血压合并心力衰竭相关问答
102	高血压合并肾脏疾病相关问答
104	高血压合并糖尿病相关问答
106	代谢综合征相关问答
107	高血压合并外周动脉疾病相关问答
107	难治性高血压相关问答
108	高血压急症相关问答
112	围术期高血压相关问答
113	高血压的防治对策和策略相关问答
114	社区规范化管理相关问答
116	继发性高血压相关问答
138	高同型半胱氨酸与叶酸补充相关问答

140 参考文献

前 言

2015年流行病学资料显示，我国高血压控制率为16.8%，这意味着绝大多数高血压患者仍处于心脑血管疾病发生的危险状态，高血压是心脑血管疾病的最主要原因之一，规范化诊治高血压是提高高血压控制率、有效预防心脑血管疾病发生的基本而有效的方法。目前，高血压诊治不规范现象比较普遍，比如不重视健康教育的重要性，选择降压药物不合适，联合应用降压药物不合理，不考虑降压药物的禁忌证，对于降压达标的时间认识不到位，不能真正考虑个体化用药方案，对继发性高血压的筛查不重视，肾素、醛固酮检测不规范等。为指导医务工作者规范化诊治高血压以及提高高血压患者的认知水平，本手册参考了2018年《中国高血压防治指南》和高血压诊治相关文献，以问答的形式汇集成册。为适合不同层次的医务工作者以及患者阅读，本手册分三部分：高血压患者健康生活指导手册，规范化肾素、醛固酮检测指导手册，高血压规范化诊治问答手册。

本书若有不完善之处，希望多提宝贵意见和建议，同时在此提醒读者，在临床用药时一定以药物说明书为准。

2020年12月

第一部分

高血压患者健康生活指导手册

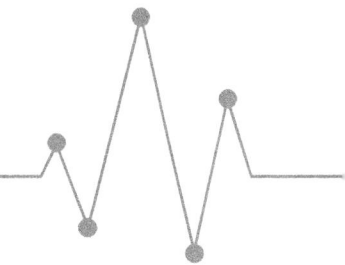

编者的话

　　健康生活方式在任何时候对任何高血压患者（包括正常高值者和需要药物治疗的高血压患者）都是合理、有效的治疗，长期坚持健康的生活方式，能有效降低血压，控制其他危险因素。

　　究竟什么是健康的生活方式呢？本手册以图文并茂、通俗易懂的形式，讲解了这一高血压患者十分关注的问题，力图使读者容易理解。

（本手册参考2018年《中国高血压防治指南》编写）

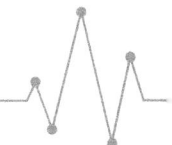

☞ 1 高血压患者怎样把握盐的摄入?

盐是人们生活中离不开的调味品。但日常生活中,应注意减少钠盐摄入,每人每日食盐摄入量逐步降至＜6g,增加钾的摄入。

日常生活中,如果每顿饭都要称一下盐的重量再烹饪显得非常麻烦,6g 的盐粗略的计算方法有哪些呢?

（1）首先推荐购买有重量标记的盐勺;

（2）或者购买一袋（通常标记有克数）食盐后,记下购买食盐的日期,当这一袋食盐吃完后,再记下日期,那么你就知道这一袋食盐吃了多少天,用所吃盐量除以吃盐的天数,再除以家中就餐人数,就可得出人均粗略的食盐摄入量。

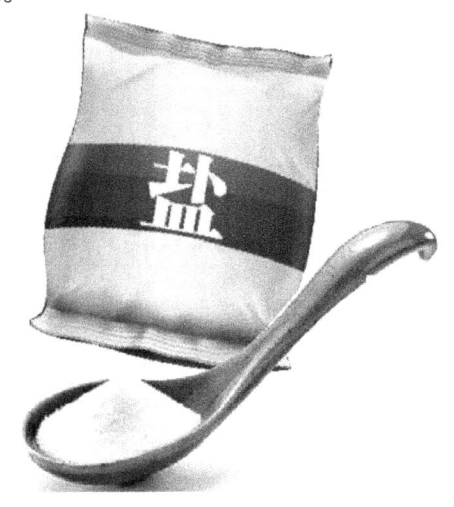

☞ 2 哪些食物中含有看不见的盐呢?

（1）含钠高的调味品（包括味精、酱油）;

（2）含钠盐量较高的加工食品,如火腿、各类炒货和腌制品。

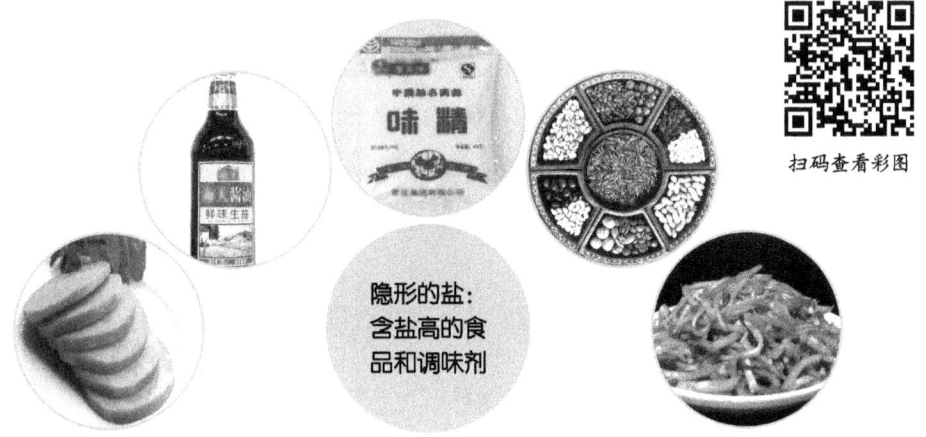

扫码查看彩图

☞ 3 少吃盐能降低血压吗?

研究结果显示,如果每天减少 1.75g 钠（4.4g 盐/天）,平均血压可以降低 4.2/2.1 mmHg。

如果是高血压患者,可以降低 5.4/2.8mmHg。

4 增加膳食中钾的摄入量可以降低血压，哪些食物中含有较丰富的钾呢？

（1）新鲜蔬菜、水果和豆类；
（2）肾功能良好者可选择低钠富钾替代盐；
（3）不建议服用钾补充剂（包括药物）来降低血压。

扫码查看彩图

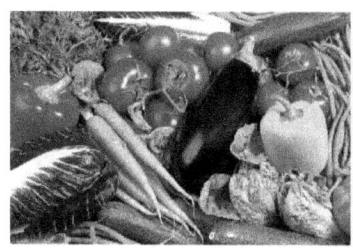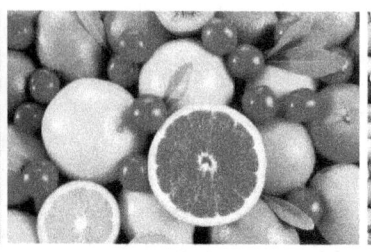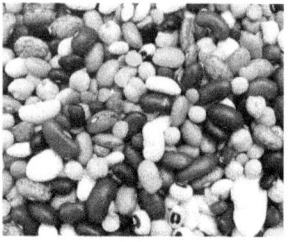

富含钾的食物

5 是否所有人都应该增加膳食中钾的摄入量呢？

慢性肾功能不全的患者肾脏排钾的功能降低，如果增加膳食中钾的摄入量，会有高钾血症的风险，是否增加钾的摄入要咨询医生。

6 合理膳食可以降低血压吗？

在我们明确合理膳食是否可以降低血压之前，首先了解一下DASH（Dietary Approaches to Stop Hypertension）饮食计划。

DASH饮食是由1997年美国的一项大型高血压防治计划发展出来的饮食，是政府出资的科研项目，由美国心肺血液研究所推出。该研究发现，在饮食中如果能摄食足够的蔬菜、水果、低脂（或脱脂）奶，维持足够的钾、镁、钙等离子的摄取，并尽量减少饮食中油脂量（特别是富含饱和脂肪酸的动物性油脂），可以有效地降低血压。

因此，常以DASH饮食作为预防及控制高血压的饮食模式。

7 合理膳食可以使血压下降多少呢？

（1）饮食中富含新鲜蔬菜、水果、低脂（或脱脂）乳制品、禽肉、鱼、大豆和坚果；
（2）少糖、含糖饮料和红肉，其饱和脂肪和胆固醇水平低；
（3）富含钾镁钙等微量元素、优质蛋白质和纤维素。

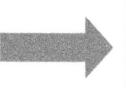

高血压患者血压可降低11.4/5.5mmHg；
一般人群血压可降低6.74/3.54mmHg。

☞ 8 减轻体重可以降低多少血压？

体重每减轻 5.1kg，平均血压可降低 4.4/3.6mmHg。

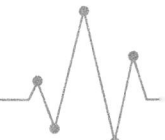

扫码查看彩图

体重维持在健康范围内
BMI：18.5—23.9kg/m²

BMI计算方法：
体重（kg）/身高（m²）

腰围：
男性＜90cm
女性＜85cm

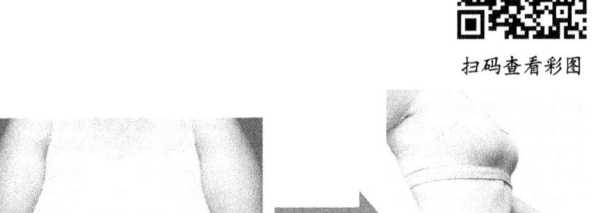

☞ 9 饮酒与高血压有关吗？

早已明确，在饮酒、血压、高血压的患病率和心血管疾病风险之间存在一种正相关关系。

狂饮有很强的升压作用。

一项高血压防治研究调查了减少饮酒对血压的影响，发现在 6 个月末，干预组的血压比对照组适度降低 1.2/0.7mmHg。

另一项研究显示，限制饮酒与血压下降显著相关，酒精摄入量平均减少 67%，收缩压可以下降 3.31mmHg，舒张压下降 2.04mmHg。

还有一项研究结果表明，即使轻度或中度饮酒者，减少饮酒也对心血管健康有益。

☞ 10 高血压患者能否喝少量的酒呢？

欧美高血压防治指南和中国高血压防治指南提出的口号是限制饮酒。

世界卫生组织声明："少量饮酒有益健康"无科学依据。

2018 年《中国高血压防治指南》建议：高血压患者不饮酒。如饮酒，则应少量并选择低度酒，避免饮用高度烈性酒。

每日酒精摄入量，男性不超过 25g，女性不超过 15g；每周酒精摄入量，男性不超过 140g，女性不超过 80g。

每日白酒、葡萄酒、啤酒摄入量应分别少于 50mL、100mL、300mL。

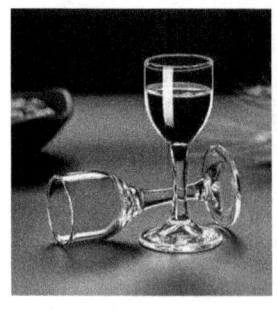 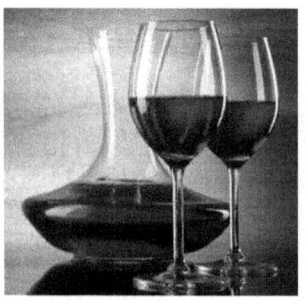 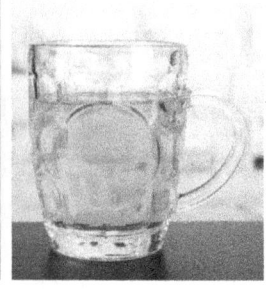 

扫码查看彩图

白酒每日少于50mL　　红酒每日少于100mL　　啤酒每日少于300mL

☞ **11 运动是否能降低血压呢？**

运动可以改善血压。

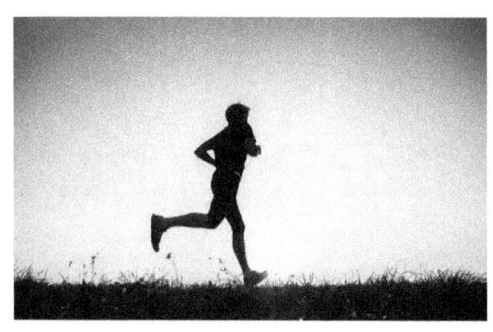 

扫码查看彩图

有氧运动 → 收缩压降低3.84mmHg

有氧运动 → 舒张压降低2.58mmHg

☞ **12 什么是有氧运动？**

有氧运动指人体在氧气充分供应的情况下进行的体育锻炼。

在运动过程中，人体吸入的氧气与需求相等，达到生理上的平衡状态。简单来说，有氧运动是指强度低且富韵律性的运动，其运动时间较长（约30分钟或以上），运动强度在中等或中上的程度。

中等强度运动为能达到最大心率［最大心率（次/分钟）=220 – 年龄］的60%—70% 的运动。

☞ **13 高血压患者建议的运动方式和强度**

2018年《中国高血压防治指南》建议的运动强度和方式：

除日常生活的活动外，每周4—7天，每天累计30—60分钟的中等强度运动（如步行、慢跑、骑自行车、游泳等），对于非高血压人群可以降低其发生高血压的风险，对于高血压患者可以起到降低血压的作用。

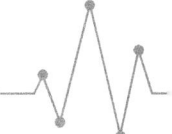

☞ 14 吸烟有哪些主要的危害？

吸烟是一种不健康行为，是心血管病和癌症的主要危险因素之一。

使用动态血压研究表明，吸烟者（包括血压正常和未治疗的高血压吸烟者），日间血压值高于不吸烟者。

目前虽然还没有吸烟对诊室血压长期影响和戒烟可降低影响的报道，但在引起全球疾病负担的风险方面，吸烟仅次于血压，而戒烟可能是预防心血管疾病包括卒中、心肌梗死和外周动脉疾病单一最有效的生活方式措施。

因此，应当在患者每次就诊时明确有无烟草使用史，并应当劝告有高血压的吸烟者戒烟。

☞ 15 精神、心理压力与血压

有研究显示，精神紧张可激活交感神经从而使血压升高。

精神压力增加的主要原因包括过度的工作和生活压力以及病态心理，包括抑郁症、焦虑症、A 型性格、社会孤立和缺乏社会支持。这些高血压患者可以表现为血压不容易控制或者血压波动。

☞ 16 正确测量血压的方法

（1）仪器：

使用高血压专业学会认证的上臂式血压计；

按照生产厂家的建议定期对测量仪器进行校准；

准备多个尺寸的袖带：可根据患者胳膊尺寸的粗细选择大、中或小号的袖带。

（2）准备工作：

环境安静、温暖。

患者在测量血压前 30 分钟内不要做运动，1 小时内不能抽烟、喝咖啡、进食或者使用治疗鼻塞的药物；排空大小便；静息休息至少 5 分钟。

（3）家庭血压测量：

每天早晚各测量 2 次，2 次测量间隔 1 分钟，取 2 次的平均值。

目标值：低于 135/85mmHg。

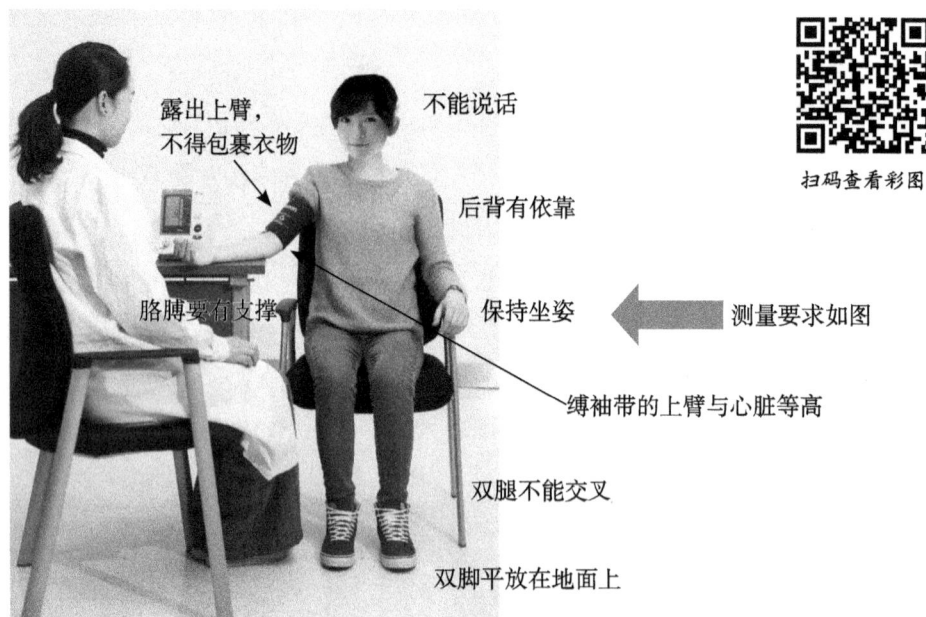

🔖 17　需要检测血浆的肾素和醛固酮时，应该做什么准备？

若被医生诊断为高血压，为了明确高血压的病因以及制定准确的治疗方案，往往需要检测血浆的肾素和醛固酮，但由于血浆肾素和醛固酮浓度易受饮食、药物、激素、体位、时间、血钾水平等的影响，为保证检测结果的可靠性，应在检测前注意以下事项：

（1）如果服用过利尿剂（如螺内酯、依普利酮）和含甘草的中药制剂及制品（如止咳糖浆、复方甘草片、王老吉、甘草糖果等），应停用至少4周。

（2）如果服用过抗高血压药物如血管紧张素转换酶抑制剂（普利类）、血管紧张素Ⅱ受体阻滞剂（沙坦类）、钙离子拮抗剂（地平类）、拟交感神经药（α-甲基多巴、可乐定）、β肾上腺素能受体阻滞剂和抗炎药如赛庚啶、吲哚美辛、地塞米松等，均应停药至少2周。

（3）医生会根据患者的血压和身体状况，在抽血检测肾素和醛固酮之前选用维拉帕米或特拉唑嗪控制血压，服用两种药物期间需要观察血压、心率，若有不适的感觉如头晕、胸闷等应及时告知医生护士。

维拉帕米和特拉唑嗪是对肾素和醛固酮结果影响小、降压作用平稳的降压药，使用目的就是在抽血检测肾素和醛固酮之前把血压控制在安全水平。

（4）检查前应保持生活规律，正常饮食，不吃过咸、过于油腻的食物。避免大量饮酒、吸烟和剧烈运动。

（5）低血钾的患者，应在医生指导下，补钾治疗至血钾正常，才可以进行检查。

（6）准备做双体位肾素检查的患者，清晨6点前需排空大小便，8点抽血前保持卧位2小时，不得坐起及下床，不适时可以适当侧身，不得剧烈翻动身体，不得摇高床头。8点左右第一次抽血后，患者应起床，保持坐位（双脚不可长时间离地抬起），也可以站立或行走至少2小时。

（7）月经周期会影响肾素和醛固酮结果。卵泡期和月经期采血检测对结果影响小，尽量避免黄体期采血。

附：

表1　常见动物性食物嘌呤含量

食物名称	嘌呤含量mg/kg	食物名称	嘌呤含量mg/kg
鸭肝	3979	河蟹	1470
鹅肝	3769	猪肉（后臀尖）	1378.4
鸡肝	3170	草鱼	1344.4
猪肝	2752.1	牛肉干	1274
牛肝	2506	黄花鱼	1242.6
羊肝	2278	驴肉加工制品	1174
鸡胸肉	2079.7	羊肉	1090.9
扇贝	1934.4	肥瘦牛肉	1047
基围虾	1874	猪肉松	762.5

表2　常见植物性食物嘌呤含量

食物名称	嘌呤含量mg/kg	食物名称	嘌呤含量mg/kg
紫菜（干）	4153.4	豆浆	631.7
黄豆	2181.9	南瓜子	607.6
绿豆	1957.8	糯米	503.8
榛蘑（干）	1859.7	山核桃	404.4
猴头菇（干）	1776.6	普通大米	346.7
豆粉	1674.9	香米	343.7

续表

食物名称	嘌呤含量mg/kg	食物名称	嘌呤含量mg/kg
黑木耳（干）	1662.1	大葱	306.5
腐竹	1598.7	四季豆	232.5
豆皮	1572.8	小米	200.6
红小豆	1564.5	甘薯	186.2
红芸豆	1263.7	红萝卜	132.3
内酯豆腐	1001.1	菠萝	114.8
花生	854.8	白萝卜	109.8
腰果	713.4	木薯	104.5
豆腐块	686.3	柚子	83.7
水豆腐	675.7	橘子	41.3

表3　高尿酸或者痛风患者食物表

避免或禁止食用	限制食用量的食物	可以食用的食物
动物的肝脏和肾脏等内脏，贝类、牡蛎和龙虾等带甲壳的海产品及浓肉汤和肉汁等。对于急性痛风发作、药物控制不佳或慢性痛风石性关节炎的患者，还应禁用含酒精饮料。	（1）高嘌呤含量的动物性食品，如牛肉、羊肉、猪肉等。 （2）鱼类食品。 （3）含较多果糖和蔗糖的食品。 （4）各种含酒精饮料，尤其是啤酒和蒸馏酒（白酒）。总体饮酒量男性不宜超过2个酒精单位/日，女性不宜超过1个酒精单位/日（1个酒精单位约合14g纯酒精）。1个酒精单位相当于酒精体积12%的红葡萄酒145mL、酒精体积3.5%的啤酒497mL或酒精体积40%的蒸馏酒43mL。	（1）脱脂或低脂乳类及其制品，每日300mL。 （2）蛋类，鸡蛋每日1个。 （3）足量的新鲜蔬菜，每日应达到500g或更多。 （4）鼓励摄入低GI（升糖指数）的谷类食物。 （5）充足饮水（包括茶水和咖啡等），每日至少2000mL。

本表资料参照"2017年中华人民共和国卫生行业标准：高尿酸血症与痛风患者膳食指导"制作。

第二部分

规范化肾素、醛固酮检测指导手册

编者的话

继发性高血压的常见病因有原发性醛固酮增多症、肾血管性高血压等。筛查原发性醛固酮增多症的第一步需要准确检测血浆肾素和醛固酮，并计算醛固酮／肾素的比值。但目前国内检测肾素和醛固酮的实验室方法不完全统一，若在检测肾素和醛固酮前不严格按照我国原发性醛固酮增多症专家共识的要求操作，结果将不准确，也无法解读结果，最终不能明确诊断，给患者造成不必要的花费。即使规范化操作由于未将检测单位换算成国际指南推荐的 ARR 剪切值单位，最终也无法准确判断结果的临床意义。肾血管性高血压的精确诊断和治疗有赖于双侧肾静脉取血检测双侧肾静脉肾素水平。本手册就临床检测肾素和醛固酮常遇到的疑问以问答的形式汇集成册，以期指导临床医务人员，改善检测血浆肾素和醛固酮的质量和提高临床判断水平，提升原发性醛固酮增多症和肾血管性高血压等继发性高血压的诊断和治疗水平。

☞ 1　什么是原发性醛固酮增多症？

原发性醛固酮增多症是由于肾上腺皮质球状带过多地自发分泌醛固酮而引起的疾病，异常的醛固酮增多会引起钠潴留、血压升高、心血管损害、血浆肾素被抑制，有些患者由于钾排泄过多出现低血钾。

☞ 2　原发性醛固酮增多症比原发性高血压严重吗？

原发性醛固酮增多症在早期临床表现和普通高血压患者没什么区别，无论从血压的级别还是靶器官损害程度以及电解质是否异常都没有特殊表现。1级高血压患者有2%的原发性醛固酮增多症患者，2级高血压患者中有8%，3级高血压患者中有13%，难治性高血压患者中有17%—23%。

☞ 3　什么是继发性醛固酮增多症？

血浆醛固酮增多不是由于原发性肾上腺皮质过多分泌醛固酮为起始因素而导致的，均称为继发性醛固酮增多症，比如肾血管狭窄、肾素分泌瘤等疾病均是首先由于某种原因导致肾素分泌增多继而引起肾素-血管紧张素-醛固酮系统活性增高，这种情况属于继发性醛固酮增多症。

☞ 4　诊断原发性醛固酮增多症的第一步需要做什么？

2016年我国关于"原发性醛固酮增多症诊断治疗的专家共识"以及2016年"内分泌临床实践指南原发性醛固酮增多症的管理：病例筛查、诊断和治疗"（The Management of Primary Aldosteronism: Case Detection, Diagnosis, and Treatment: An Endocrine Society Clinical Practice Guideline）均明确指出筛查的第一步是检测血浆肾素活性或者检测血浆直接肾素浓度和血浆醛固酮，计算醛固酮与肾素的比值（aldosterone-renin ratio，ARR）。

☞ 5　是否任何时机高血压患者都可以清晨采血测定血浆肾素和醛固酮？需要空腹吗？

检测血浆肾素和醛固酮之前必须注意考虑影响肾素和醛固酮的因素，比如年龄、正在使用降压药物、有无肾动脉狭窄、有无其他的继发性高血压等，在下面的几个问题中将详细解答。当所有影响因素消除后，患者不需要空腹，检测的当天早上可以正常饮食。

☞ 6　检测血浆肾素和醛固酮之前需要停用哪些药物？停用多长时间？

一般常用的降压药物都会影响血浆醛固酮与肾素的比值，普通的降压药物（β受体拮抗剂、钙离子通道阻断剂、血管紧张素转换酶抑制剂、血管紧张素受体阻断剂、中枢降压药）停用至少2周，利尿剂（保钾利尿剂、排钾利尿剂）需要停用至少6周。

☞ 7　β受体拮抗剂怎样影响醛固酮/肾素（ARR）的结果？

正常人当交感神经兴奋时肾脏的交感活性增加，肾脏入球小动脉的肾素细胞也叫球旁细胞膜的$β_2$受体被激活，肾素合成和分泌便会增加。反之，若肾脏交感神经被抑制或者应用β受体拮抗剂可以阻止球旁细胞膜$β_2$受体被激活，所以应用β受体拮抗剂会引起肾素分泌减少。β受体拮抗剂对醛固酮的抑制作用较小，所以当不停止β受体拮抗剂时，检测血浆肾素和醛固酮会造成ARR升高，有可能会出现假阳性的结果。

☞ 8　二氢吡啶类钙拮抗剂如何影响醛固酮/肾素（ARR）的结果？

在搞清楚怎样影响ARR结果之前，首先应该明白二氢吡啶类钙拮抗剂是怎么影响肾素和醛固酮的。二氢吡啶类钙拮抗剂在肾素调节的几个环节中（交感活性、肾脏灌注压、摄入钠的多少、血浆血管紧张素Ⅱ水平）可以通过两个环节影响肾素的分泌。第一个是通过肾脏灌注压的改变，肾脏灌注压降低时主要通过牵张反应（肾素分泌上皮细胞含有感受装置，它对血管壁压力的变化和牵拉敏感）引起肾素细胞合成和分泌肾素增多，血管平滑肌和上皮细胞的钙离子（Ca^{2+}）内流参与了肾素分泌的调节，应用Ca^{2+}通道阻断剂可以阻断肾灌注压升高而导致的肾素分泌抑制效应。另外血浆血管紧张素Ⅱ调节肾素的分泌是通过血浆血管紧张素Ⅱ直接作用于肾小球旁细胞的血管紧张素Ⅱ受体而抑制肾素的分泌，但在细胞水平上，血浆血管紧张素Ⅱ可能通过Ca^{2+}抑制肾素分泌。在大鼠的肾脏灌流液中去除Ca^{2+}或应用Ca^{2+}拮抗剂会削弱血管紧张素Ⅱ对肾素分泌的负反馈作用。所以应用二氢吡啶类钙拮抗剂后可以导致肾素分泌增多。二氢吡啶类钙拮抗剂对醛固酮没有明显的影响，故应用二氢吡啶类钙拮抗剂会引起ARR假阴性的结果。

☞ 9　服用利尿剂影响醛固酮/肾素（ARR）的结果吗？

无论是保钾利尿剂还是排钾利尿剂均会明显刺激肾素分泌增多。影响的环节主要是利尿剂可以引起排尿增多血容量减少，肾脏的灌注压下降这一环节。但排钾利尿剂对醛固酮基本无影响，保钾利尿剂对醛固酮影响很小，所以当应用利尿剂时检测肾素和醛固酮有可能会出现 ARR 假阴性的结果。

10 哪种中枢降压药物可以影响醛固酮/肾素（ARR）的结果？是怎样影响的？

这里的中枢降压药物主要指甲基多巴和可乐定。甲基多巴和可乐定均属于中枢 $α_2$ 受体激动剂，可抑制交感神经冲动的外传，实际作用和 β 受体拮抗剂一样。所以若不停药会出现 ARR 假阳性的结果。

11 甘草以及含有甘草的制剂是怎样影响醛固酮/肾素（ARR）结果的？

首先分析甘草的成分是怎样影响肾素和醛固酮的。甘草的成分有甘草甜素（甘草酸）、甘草次酸和黄酮类化合物。甘草甜素抑制 11β- 氢化类固醇脱氢酶活性，阻止氢化可的松转化为 11 位氧化代谢物。氢化可的松与醛固酮类似，可与盐皮质激素受体结合发挥盐皮质激素样作用。甘草甜素及甘草次酸的化学结构与皮质激素很相似，其本身也可与盐皮质激素受体结合，直接发挥其盐皮质激素样活性。甘草甜素及其衍生物还可明显抑制 5- 和 12- 脂氧合酶和环氧化酶活性，从而抑制前列腺素的合成，还抑制组胺的合成与释放，所以久而久之会引起血压的升高。长期摄入甘草对肾素、醛固酮的影响不同，随着摄入甘草量的增加，同样剂量的甘草会引起血浆醛固酮下降的程度大于肾素下降的程度。所以应用甘草时检测肾素和醛固酮会出现 ARR 假阴性结果。

12 口服避孕药物影响醛固酮/肾素（ARR）结果吗？

口服避孕药和其他含有雌激素的药物会引起血浆间接肾素活性的升高。外源性给予雌激素会引起肝脏血管紧张素原生成增多，进一步激活肾素血管紧张素醛固酮系统，血浆醛固酮升高，反馈性抑制肾素的活性。所以当口服避孕药物时，检测血浆直接肾素浓度时会出现醛固酮升高肾素降低的情况，ARR 会出现假阳性结果。

13 非甾体类抗炎药物是怎样影响醛固酮/肾素（ARR）结果的？

非甾体消炎药物通过作用于肾脏而引起钠水潴留以及抑制肾脏前列腺素的释放，导致肾素分泌明显受抑制。非甾体消炎药物可以轻度抑制醛固酮分泌，最终引起 ARR 升高，ARR 出现假阳性结果。

☞ 14　糖皮质激素影响醛固酮/肾素（ARR）结果吗？是怎样影响的？

糖皮质激素对肾素的影响类似于非甾体消炎药物，可以通过肾脏引起钠水潴留，抑制肾素的活性，可能会出现 ARR 假阳性的结果。

☞ 15　感冒药物影响醛固酮/肾素（ARR）结果吗？为什么？

含有解热镇痛药物的感冒药物会影响 ARR 的结果。原因类似于非甾体消炎药物。

☞ 16　检测肾素和醛固酮之前如果患者血压较高，可以用的降压药物有哪些？

在检测肾素、醛固酮之前若高血压患者正在服用降压药物，停药后血压会升高，甚至有些患者服用三种以上的降压药物，遇到这种情况可以选用对肾素、醛固酮影响较小的药物，如非二氢吡啶类钙拮抗剂（维拉帕米缓释片）、α 肾上腺素能受体阻断剂（特拉唑嗪、多沙唑嗪）、肼屈嗪以及莫索尼定。

☞ 17　维拉帕米缓释片有副作用吗？每天的最大剂量可以用到多少？用药期间需要注意观察什么？

维拉帕米缓释片属于非二氢吡啶类钙拮抗剂，目前"原发性醛固酮增多症诊断治疗的专家共识"以及 2016 年"内分泌临床实践指南原发性醛固酮增多症的管理：病例筛查、诊断和治疗"推荐在检测肾素、醛固酮之前可以使用的药物，最大剂量每天 480 毫克。可能的副作用包括心率减慢、心力衰竭症状加重或者诱发心力衰竭。若原有心动过缓、房室传导阻滞、心衰病史者避免使用。在用药期间需要注意观察患者的心率和心功能情况。

☞ 18　特拉唑嗪的副作用是什么？应用时有哪些注意事项？

特拉唑嗪属于 α 肾上腺素能受体阻断剂，其可能的副作用包括体位性低血压、鼻塞、心动过速和眩晕等。在起始用药时建议 1mg 开始，如果血压仍较高需要增加剂量时逐渐加量，以防体位性低血压发生。最好晚上睡前服用，以减少体位性低血压的副作用。

☞ 19　肼屈嗪的副作用有哪些？每天的最大剂量是多少？

肼屈嗪目前在我国没有生产和销售，因其有直接松弛血管平滑肌，降低周围血管阻力的作用，其降压效果良好。在检测肾素、醛固酮之前有的国家（如澳大利亚）常规使用。初量每次10mg，每日3次，以后按需要逐渐增至每次50mg，每日3次。可能的副作用有心悸、心动过速、头痛、眩晕、恶心、呕吐、食欲减退。

20 莫索尼定属于哪一类型的降压药物？

莫索尼定属于中枢咪唑啉受体激动剂，其降压效果明显，研究显示，在应用莫索尼定1周和6周时与基线时，比较血浆的直接肾素浓度、间接肾素活性和血浆醛固酮均无统计学意义差异，说明该药对ARR没有影响。在检测肾素醛固酮前被推荐可以使用的药物。

21 多沙唑嗪和哌唑嗪在测定肾素和醛固酮之前能用吗？

这两个药物均属于α肾上腺素能受体阻断剂，在我国关于"原发性醛固酮增多症诊断治疗的专家共识"以及美国2016年"内分泌临床实践指南原发性醛固酮增多症的管理：病例筛查、诊断和治疗"中均被推荐，在筛查及确诊试验中可用于控制血压且对肾素、醛固酮影响较小，可以在筛查原醛前以及之后的确证试验时应用。

22 测定肾素和醛固酮之前，为什么一般让患者站立2小时？

血浆肾素和醛固酮的浓度均受体位的影响，卧位时由于肾脏的血流量充足，肾素分泌相对处于抑制状态，站立位时血流向下肢，肾脏供血相对减少，交感神经兴奋性增加，肾小球入球小动脉的球旁细胞会被刺激，于是合成和分泌肾素增多。醛固酮主要在肝脏清除，站立位时肝脏的血流量相对也减少，醛固酮在肝脏的清除量站立位时少于卧位。所以站立位时血浆肾素和醛固酮均较卧位时升高。但站立后2小时内肾素升高的速度晚于醛固酮升高的速度，有人观察到站立半小时时，血浆醛固酮浓度的升高仅有6%与肾素的升高相关。于站立位2小时时，肾素和醛固酮的相关性最好。所以一般站立2小时测定肾素、醛固酮，计算ARR。

23 为什么一般上午采血测定肾素和醛固酮？

人体血浆肾素和醛固酮的水平具有波动性，研究显示持续24小时卧位血浆肾素浓度于凌晨4点达到高峰，下午4点处于最低谷。同一个个体上午采血测定的血浆肾素、醛固酮水平高于下午，正常人醛固酮的分泌主要受肾素、血管紧张素系统的调节，而原发性醛固酮增多症的患者由于肾素分泌长期受到高度抑制，醛固酮的分泌主要受促肾上腺皮质激素的调节，醛固酮遵循了促肾上腺皮质激素的节律，上午8点最高峰，随之迅速下降。立位对肾素、醛固酮的刺激效应也是上午大于下午。所以上午采血测定肾素、醛固酮并计算ARR诊断原醛有较高的敏感性。

24 测定血浆肾素和醛固酮采血时站立半小时或者1小时可以吗？

前面已经详细说明站立位2小时时，血浆醛固酮和血浆肾素的相关性最好。有人观察到站立半小时时血浆醛固酮浓度的升高仅有6%与肾素的升高相关。由于站立2小时之内肾素升高的速度晚于醛固酮升高的速度，所以站立半小时或者1小时采血测定血浆肾素、醛固酮，ARR有可能出现假阳性结果。但如果患者单纯口服刺激肾素分泌的药物时采血出现这种结果则可能是真正的阳性。原醛的可能性较大。

25 诊断原发性醛固酮增多症采用立位的醛固酮/肾素（ARR）还是卧位的醛固酮/肾素（ARR）？为什么？

如果取卧位的ARR诊断原发性醛固酮增多症容易出现假阳性结果，因为卧位时肾脏供血量充分的情况下，原发性高血压患者和原发性醛固酮增多症患者肾素分泌均处于抑制状态，ARR均比立位时高。而站立位时原发性高血压患者肾素分泌会因为肾脏血流量的减少和交感神经的兴奋而增多，原发性醛固酮增多症患者的肾素则仍然呈现被抑制状态。由于肾素和醛固酮分泌的节律性和体位的影响，也因为站立位比卧位更方便，目前多数医疗机构采取上午10点左右站立位，采血前至少坐位5到15分钟测定血浆肾素、醛固酮。这样检测得出的ARR结果具有较高的敏感性。

26 为什么年龄会影响醛固酮/肾素（ARR）？

随着年龄的增长，机体分泌肾素的能力呈现生理性下降，尤其65岁以上的人。但血浆醛固酮并不是随着年龄的增长呈现明显的下降，所以超过65岁的高血压患者若进行原醛筛查时，在排除其他干扰因素后单纯年龄因素也会出现假阳性的结果，在判断是否原醛时需要结合临床其他情况综合考虑。

27 为什么肾血管性高血压会影响醛固酮/肾素（ARR）？

肾血管性高血压是由于一侧或者双侧肾动脉狭窄而引起的高血压。主要原因是由于肾动脉狭窄造成肾脏缺血导致患侧肾素分泌增多，肾素－血管紧张素－醛固酮激活而引起血压升高。如果肾动脉狭窄不解除，尽管可以排除其他干扰肾素、醛固酮的因素，但检测患者体内的血浆肾素和醛固酮水平并不能体现其真正的原始水平，所以当存在肾血管性高血压时即使检测出肾素、醛固酮并计算 ARR，也不能明确原醛的诊断。肾动脉狭窄时肾素被刺激升高的幅度大于醛固酮升高的幅度，ARR 会出现假阴性结果。

28 为什么恶性高血压会影响醛固酮/肾素（ARR）？

恶性高血压一般指血压不容易控制，低压常超过 120mmHg。这种情况重要脏器供血也会受到影响，肾脏缺血会造成肾素分泌增多，对肾素和醛固酮的影响类似于肾血管性高血压。ARR 会出现假阴性结果。

29 为什么妊娠妇女醛固酮/肾素（ARR）也会受影响？

妊娠时体内雌激素和孕激素水平会明显增多，会引起肾素分泌明显增高，而醛固酮升高的幅度小于肾素，ARR 会出现假阴性结果。

30 女性的月经周期会影响醛固酮/肾素（ARR）吗？如何影响的？

有资料报道在女性的月经周期黄体期血浆醛固酮、血浆肾素活性、直接肾素浓度以及 ARR 都高于卵泡期。与男性相比，女性无论在月经周期的哪一期，ARR 均明显高于男性。黄体期孕酮明显增加，孕酮具有拮抗盐皮质激素受体的作用，引起尿钠排泄增加，继发性刺激肾素和醛固酮增多，此外黄体酮可能直接刺激醛固酮的升高。另外，雌激素会刺激血管紧张素原的生成增加，引起血管紧张素Ⅱ升高，会负反馈抑制肾脏的肾小球细胞合成肾素的能力。因此女性月经周期的黄体期检测肾素、醛固酮，会出现假阳性结果。

31 5-羟色胺再摄取抑制剂影响醛固酮/肾素（ARR）吗？

有研究报道观察舍曲林和艾斯西酞普兰对肾素、醛固酮的影响，在用药前基线时检测血浆直接肾素浓度、间接肾素活性和醛固酮并作焦虑抑郁量表评分，在用药 2 周和 6 周之后再次检测直接肾素浓度、间接肾素活性、醛固酮和焦虑抑郁评分。2 周和 6 周时焦虑抑郁量表评分明显降低。血浆肾素浓度、肾素活性和血浆醛固酮与基线时比较也均有显著性差异（均呈现升高趋势）。2 周和 6 周时直接肾素浓度和间接肾素活性计算的 ARR 均具有显著性差异（显著降低）。所以用 5-羟色胺再摄取抑制剂时，若作原醛的筛查应注意 ARR 假阴性的可能。

32 一旦ARR超过剪切值就可以做盐水抑制试验吗？

我国关于"原发性醛固酮增多症诊断治疗的专家共识"以及美国 2016 年"内分泌临床实践指南原发性醛固酮增多症的管理：病例筛查、诊断和治疗"均推荐有关于筛查原醛的 ARR 剪切值，但因为各医疗单位采用的检测方法和试剂可能不同，所以不能一律套用推荐的剪切值。如果一次检测 ARR 结果超过剪切值，应该至少复查一次，建议两次 ARR 均超过剪切值再进行盐水试验等确证试验。

33 口服倍他乐克或者比索洛尔测定肾素和醛固酮，结果醛固酮/肾素（ARR）超过剪切值，需要重复测定吗？

倍他乐克或者比索洛尔属于 β 受体拮抗剂，可抑制肾素的分泌，对醛固酮的抑制作用较弱，若使用 β 受体拮抗剂时检测肾素和醛固酮，ARR 可能出现假阳性结果。所以当 ARR 超过剪切值时，一定要停掉 β 受体拮抗剂至少 2 周再重复检测。

34 口服二氢吡啶类钙拮抗剂测定肾素和醛固酮，醛固酮/肾素（ARR）结果超过剪切值，说明什么问题？

二氢吡啶类钙拮抗剂可以抑制肾素的活性，对醛固酮没有明显的影响，ARR 可能会出现假阴性结果。如果在服用二氢吡啶类钙拮抗剂时检测肾素和醛固酮，ARR 超过剪切值则说明 ARR 是真正的阳性。

35 口服利尿剂测定肾素和醛固酮，醛固酮/肾素（ARR）结果未超过剪切值，怎样解释结果？

无论排钾利尿剂还是保钾利尿剂均会明显刺激肾素的分泌，保钾利尿剂有轻度升高醛固酮的作用，排钾利尿剂对醛固酮没有明显的影响，所以应用利尿剂时检测肾素和醛固酮，ARR 会出现假阴性结果。应该停药至少 4 周再重新检测肾素和醛固酮。

36 口服ACEI或者ARB类药物测定肾素和醛固酮，醛固酮/肾素（ARR）结果超过了剪切值，结果属于真正的阳性吗？

ACEI 或者 ARB 类药物均会明显刺激肾素的分泌，抑制醛固酮的分泌。如果口服这两类降压药物检测肾素和醛固酮可能出现假阴性结果。当服用这两类药物检测肾素醛固酮出现 ARR 超过剪切值时，则属于真正的阳性结果。

☞ 37 原发性醛固酮增多症患者一定有低血钾表现吗？

仅有一小部分的原醛症患者（9%—37%）会出现低血钾，因此，大部分原醛患者血钾在正常范围。病程长而且严重的原醛出现低血钾的可能性较大。资料报道有 50% 的醛固酮腺瘤（APA）患者，和 17% 的特发性醛固酮增多（IHA）患者出现血钾水平 < 3.5mmol/L。因此，在低血钾症中筛查原醛诊断的敏感性特异性较差。

☞ 38 原发性醛固酮增多症病人肾上腺一定有瘤吗？

原发性醛固酮增多症患者肾上腺会有三种表现形式，腺瘤、增生或者形态学正常。腺瘤约占 30% 左右。

☞ 39 原发性醛固酮增多症病人是否螺内酯一定效果良好？

当患者确诊为原发性醛固酮增多症时，应用盐皮质激素受体拮抗剂（螺内酯）大部分效果良好，但少部分患者属于遗传型的如糖皮质激素依赖性原醛，家族性原醛症 II 型等应用螺内酯作用轻微或无效。另外当原醛病程较长，动脉硬化较重时，常规剂量的螺内酯降压效果也不好。

☞ 40 原发性醛固酮增多症病人腺瘤切除后还需要口服降压药物吗？

当患者确诊为原发性醛固酮增多症，病因为腺瘤而且是一侧来源的醛固酮，则首选治疗方法是腹腔镜下手术切除腺瘤，大部分患者在手术切除腺瘤后血压下降明显，部分患者可以停用降压药。但当患者病程较长合并靶器官损害较重如心室肥厚、严重动脉硬化或肾功能受损时则不能完全治愈，仍然需要口服降压药物，但降压药物的数量或剂量可能会减少。

☞ 41 怎样判断原发性醛固酮增多症病人手术的效果？

当原发性醛固酮增多症患者手术切除一侧病灶后，手术后判断效果需要从两个方面考虑：第一，血压是否较手术前容易控制或者不需要口服降压药物；第二，复查肾素、醛固酮（计算 ARR）判断 ARR 是否降至正常（生物化学是否治愈）。后者在判断手术效果方面更加准确。

42 原发性醛固酮增多症病人的血压是如何升高的?

原发性醛固酮增多症患者由于肾上腺皮质球状带过多地自发分泌醛固酮,醛固酮作用于肾小管盐皮质激素受体,导致过多的钠潴留,久而久之体内纳水潴留,血容量增多,血压会缓慢升高。

43 为什么检测肾素和醛固酮之前要纠正低血钾?

醛固酮的调节因素有肾素－血管紧张素系统、血钾、肝脏血流量、血钠和促肾上腺皮质激素等,血钾升高促进醛固酮的分泌,血钾降低抑制醛固酮的分泌,所以当有低血钾存在时采血测定醛固酮和肾素,由于醛固酮被抑制所得ARR结果会出现假阴性。故当有低血钾症时应该积极补钾(肾功能正常时),血钾应该达到4.0以上再采血测定醛固酮和肾素。

44 当ARR结果处于"灰色地带"时怎么办?

ARR处于"灰色地带"意味着处于剪切值的边缘水平,首先应该再次复查血浆肾素和醛固酮。当有干扰因素存在时比如在女性的黄体期采血、口服某些影响ARR的药物时,应当首先排除干扰因素。如复查结果与初次结果一致,临床没有明显的原醛特征(肾上腺正常、无低血钾、血压容易控制等)可以根据患者的情况暂时选择普通的降压药物控制血压、监测肾上腺功能(之后随访患者,适当的时机再次复查肾素和醛固酮),若是原醛患者可能随着病情的进展ARR会进一步升高。

45 当患者站立1小时50分钟时突然晕厥,平卧后是否采血?ARR超过剪切值时结果如何判断?

临床会遇到患者在检测肾素、醛固酮采血前,因站立较久出现晕厥,这种情况首先立即让患者卧床休息。平卧位后采血结果是否具有意义,需要明确体位对肾素、醛固酮水平的影响,卧位时肾素分泌受抑制,如果患者在卧位时采血测定的肾素和醛固酮ARR超过剪切值,不能排除假阳性的可能,需要重新复查站立位的肾素和醛固酮。

46 怎样判断原发性醛固酮增多症病人异常过多分泌的醛固酮来源于单侧肾上腺还是双侧肾上腺?

当临床上根据 ARR 结果可以初步诊断为原发性醛固酮增多症时,第二步的诊断程序是确证试验,之后是分型诊断,需要确定醛固酮是单侧还是双侧肾上腺来源时,目前国内外统一的方法是双侧肾上腺静脉取血,比较双侧肾上腺静脉的醛固酮水平。肾上腺静脉取血目前常用的几项判断标准:标化的醛固酮值:醛固酮/该侧皮质醇;肾上腺静脉插管成功标准:肾上腺静脉皮质醇/下腔静脉皮质醇≥2。判断优势分泌侧标准:一侧标化的醛固酮≥另一侧2倍;或者一侧标化的醛固酮≥外周血标化的醛固酮的2.5倍,且另一侧与外周血相比无明显升高,则为优势侧分泌醛固酮。

47 除了螺内酯外,还有哪些药物可以治疗原发性醛固酮增多症?

安体舒通又叫螺内酯,是盐皮质激素受体拮抗剂,是目前国内常用的治疗原发性醛固酮增多症的药物,临床还用于治疗心力衰竭。除了螺内酯外,其他还有依普利酮、阿米洛利和氨苯喋啶。螺内酯的起始剂量为20毫克/天,最大剂量为100毫克/天。依普利酮是一种选择性醛固酮受体拮抗剂,不拮抗雄激素和孕激素受体,不导致严重的内分泌紊乱,相比螺内酯副作用小,起始剂量为25毫克/天,由于其半衰期短,建议1天给药2次。阿米洛利药理作用不同于螺内酯,作用机制为干扰远端肾小管和集合管中上皮钠通道,在近端肾小管中抑制 Na^+—H^+ 和 Na^+—K^+ 交换,从而使钾的分泌减少。该药无拮抗醛固酮作用,为强效保钾利尿药,留钾排钠不依赖于醛固酮,在肾小管远端,阻断钠-钾交换机制,促使钠、氯排泄而减少钾、氢离子分泌。

48 原发性醛固酮增多症在高血压人群中患病率高吗?

过去几十年,诊断原醛症的方法是单独判断肾素的水平和血浆醛固酮的水平,并且仅在低血钾患者中筛查,患病率在高血压人群中不到1%。随着诊断技术的提高,特别是将血浆醛固酮与肾素活性比值(ARR)作为原醛症筛查指标后,相当一部分血钾正常的原醛症患者得以发现并确诊。国外报道在1、2、3级高血压患者中原醛症患病率分别为1.99%、8.02%和13.2%,而在难治性高血压患者中,其患病率更高,约为17%—23%。

☞ 49　2016年"内分泌临床实践指南原发性醛固酮增多症的管理：病例筛查、诊断和治疗"推荐的ARR是多少？单位是什么？

下面的表格是推荐的ARR切点，如表中所示，不同的检测方法其单位不同。

根据不同检测方法PAC，PRA和DRC（传统或国际单位）的ARR剪切值

	PRA（ng/mL/h）	PRA（pmol/L/min）	DRC[a]（mU/L）	DRC[a]（ng/L）
PAC （ng/dL）	20	1.6	2.4	3.8
	30[b]	2.5	3.7	5.7
	40	3.1	4.9	7.7
PAC （pmol/L）	**750**[b]	60	91	144
	1000	80	122	192

注：ARR=醛固酮/肾素比值；PAC=血浆醛固酮浓度；PRA=血浆肾素活性；DRC=直接肾素浓度。a：显示的值是基于PRA（ng/mL/h）对DRC（mU/L）为8.2的转换系数，自动化DRC检测中转换系数为12。应当指出的是，DRC和PRA在PRA＜1ng/mL/h的范围内相关性差，主要用于原发性醛固酮增多症的筛查。b：最常采用的剪切值以粗体表示：PAC和PRA用传统单位30（等于PAC用SI单位时830）和PAC用SI单位750（等于用传统单位27）。

☞ 50　我国常用的检测肾素和醛固酮的方法中肾素和醛固酮的单位与指南推荐的ARR切点单位如何换算？

我国目前用于检测肾素活性或者直接肾素浓度和醛固酮的方法主要是化学发光免疫法，肾素活性的单位为ng/mL/h，无须转换即可采用。醛固酮的单位为pg/mL，需要转换成与2016年"内分泌临床实践指南原发性醛固酮增多症的管理：病例筛查、诊断和治疗"一致的单位，该指南的PAC单位为ng/dL。1ng=1000pg，1dL=100mL。即0.001pg/0.01mL=ng/dL，PAC/PRA=PAC（0.001pg/0.01mL）/PRA（ng/mL/h）=PAC×0.1/PRA。与指南单位一致的ARR简单的计算方法为：PAC（pg/mL）/PRA（ng/mL/h）/10，这样计算的PAC/PRA的ARR便与指南推荐的ARR的单位一致。有些实验室直接肾素浓度的单位和醛固酮单位均为pg/mL，与指南推荐的ARR相对应的单位是PAC（ng/dL）/DRC（ng/L），换算方法为PAC（0.001/0.01pg/mL）/DRC（0.001/0.001pg/mL），与2016年指南单位一致的简单计算ARR方法为：PAC（pg/mL）/DRC（pg/mL）/10，这样计算的PAC/DRC的ARR便与指南推荐的单位保持一致。

51 站立2小时是否就是一直站立不动？能行走吗？能坐吗？

检测肾素和醛固酮之前站立 2 小时的含义：患者可以行走，可以坐在有一定高度的椅子上（标准办公椅），但双脚不要较久离开地面，不能跷二郎腿。

第三部分

高血压规范化诊治问答手册

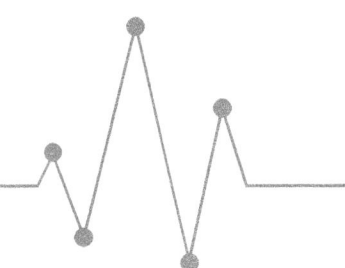

- 高血压流行状况相关问答
- 不健康生活方式与高血压相关问答
- 高血压与心血管疾病相关问答
- 规范化病史采集和体检相关问答
- 实验室检查规范化相关问答
- 规范化血压测量相关问答
- 高血压靶器官功能评估相关问答
- 高血压诊断标准和危险分层相关问答
- 高血压的规范化治疗相关问答
- 调脂治疗相关问答
- 抗血小板治疗相关问答
- 高血压合并心房纤颤相关问答
- 高血压随访相关问答
- 老年高血压相关问答
- 儿童青少年高血压相关问答
- 妊娠高血压相关问答
- 高血压伴脑卒中相关问答
- 高血压伴冠心病相关问答
- 高血压合并心力衰竭相关问答
- 高血压合并肾脏疾病相关问答
- 高血压合并糖尿病相关问答
- 代谢综合征相关问答
- 高血压合并外周动脉疾病相关问答
- 难治性高血压相关问答
- 高血压急症相关问答
- 围术期高血压相关问答
- 高血压的防治对策和策略相关问答
- 社区规范化管理相关问答
- 继发性高血压相关问答
- 高同型半胱氨酸与叶酸补充相关问答

高血压流行状况相关问答

1　我国高血压的患病率有多少？

几次大规模的流行病学调查数据显示，我国高血压患病率呈现逐渐升高的趋势。我国进行过六次高血压患病率调查：1958—1959 年，31 个省、市调查 739 204 人，患病率为 5.1%；1979—1980 年，29 个省、市、自治区调查 4 012 128 人，患病率 7.7%；1991 年，21 个省、市、自治区调查 950 356 人，患病率为 13.6%；2002 年，29 个省、市、自治区调查 272 023 人，患病率为 18.8%；2012 年，31 个省、市、自治区患病率为 25.2%；2015 年，31 个省、市、自治区调查 451 755 人，患病率为 27.9%。伴随着人口老龄化、城镇化进程，生活方式和膳食结构的改变，高血压患病率呈增长态势。

2　青年人群高血压患病情况如何？

任何年龄段的人均可患高血压，青少年也不例外。不同年龄段高血压的患病率不同，2012—2015 年全国高血压调查发现，18—24 岁青年高血压患病率为 4.0%，25—34 岁患病率为 6.1%，35—44 岁患病率为 15.0%。《中国高血压患者教育指南》指出，现在高血压越来越年轻化，儿童和青少年高血压的患病率呈持续上升趋势。儿童继发性高血压多表现为血压显著升高，但也可表现为轻、中度升高。研究显示：儿童高血压可持续至成年，在没有干预的情况下，约 40% 的高血压儿童发展成为成年高血压病人。高血压儿童在成年后发生心血管疾病及肾脏疾病的风险明显增加。

3　在我国不同的地区和种族高血压患病情况一致吗？

我国不同地区高血压的患病情况不一致，整体呈现北方高南方低，城市高于农村，近年来农村高血压患病率增长速度快于城市。不同种族之间高血压患病率也有差异，据 2002 年中国部分民族高血压患病情况调查，藏族是高血压的高发民族，其患病率排在所有民族的第一位；满族的高血压患病率快速增长，排在第二位；蒙古族排在第三位；所有民族中人数最多的汉族排在第四位；回族、苗族、壮族、布依族高血压的患病率均低于汉族人群。

☞ **4 男性和女性高血压患病率有差异吗?**

人群中男女高血压患病率略有差异,总体来说男性高于女性。《欧洲高血压管理指南》指出,2015年成人中高血压的总患病率约为30%—45%,男性和女性分别为24%和20%。我国的一项研究对10 525名40岁以上的高血压患者进行了平均8.2年的随访发现,男性和女性的累计高血压发病率分别为28.9%和26.9%,发病率随着年龄的增长而增加。女性在绝经期后高血压患病率会逐渐增加,如老年人群男性患病率为51.9%,女性患病率为55.3%。

☞ **5 什么是高血压的知晓率、治疗率和控制率?我国的情况如何?**

高血压的知晓率就是指已知自己患高血压的患者占所有高血压患者人数的比值。高血压的治疗率就是已进行治疗的高血压患者与所有高血压患者人数的比值。高血压的控制率是治疗后血压控制达标的患者占高血压患者的比率。

在我国进行过四次高血压知晓率、治疗率和控制率的调查,其结果如下表:

年份	年龄(岁)	知晓率(%)	治疗率(%)	控制率(%)
1991	≥15	26.3	12.1	2.8
2002	≥18	30.2	24.7	6.1
2012	≥18	46.5	41.1	13.8
2015	≥18	51.5	46.1	16.9

流行病学调查研究显示:不同区域之间高血压的患病率、知晓率、治疗率、控制率存在差异,这种差异与当地的社会经济发展水平以及人的认知水平有关。

不健康生活方式与高血压相关问答

☞ **6 哪些不良生活习惯会导致血压的升高?**

许多不良生活方式在高血压的发病过程中扮演着极为重要的角色,《中国高血压患者教育指南》中指出以下不良生活习惯与高血压的患病密切相关。

(1)高钠、低钾膳食。研究证明,钠盐摄入量与血压升高成正比,严格控制钠盐摄入可有效降低血压。钾能促钠排出,钾的摄入量与血压水平呈负相关,而我国居民的膳食特点是高钠低钾,我国南方人群食盐摄入量平均为8—10g/d,北方人群为 12—15g/d，均大大超过 WHO 推荐的 5g 的标准。我国人群每天钾的摄入量只有 1.89g，远低于 WHO 推荐的 4.7g。

（2）超重/肥胖。《中国成人超重和肥胖症预防与控制指南》中指出：随着体重指数（BMI）的增加，血压水平也较高。对我国 24 万人群的汇总分析显示，BMI ≥ 24 者高血压的患病率是 BMI < 24 者的 2.5 倍，BMI ≥ 28 者高血压患病率是 BMI < 24 者的 3.3 倍。男性腰围达到或超过 85cm，女性腰围达到或超过 80cm，其高血压患病率是腰围正常者的 2.3 倍。经减重治疗后，血压也随平均体重的下降而下降。

（3）长期精神过度紧张。随着社会发展、工作节奏增快、竞争压力增加、人际关系紧张，现代人群压力增大，长期过度的心理反应会明显增加心血管风险。人在紧张、惊恐、愤怒、焦虑、压抑、烦躁等状态下，血压就会升高，并增加心血管病风险。

（4）吸烟、过量饮酒。烟草中含有的有害物质会引起人交感神经兴奋、氧化应激，损害血管内皮，导致血管收缩、血管壁增厚、动脉硬化，不仅血压升高还会增加脑卒中、冠心病、猝死和外周血管病发生的风险。被动吸烟有同样的危害。孕妇主动或被动吸烟，烟草中的有害物质可通过胎盘屏障对胎儿的心血管系统造成永久性的损害。过量饮酒也会引起血压的升高，高血压患病率随着饮酒量的增加而增加。过量饮酒包括危险饮酒（男性 41—60g，女性 21—40g）和有害饮酒（男性 60g 以上，女性 40g 以上）。限制饮酒与血压下降显著相关，酒精摄入量平均减少 67%，收缩压下降 3.31mmHg，舒张压下降 2.04mmHg。

（5）体力活动不足。适当的体力活动可以缓解交感神经紧张，增加扩血管物质，改善内皮舒张功能，促进糖脂代谢从而降低血压，减少心血管疾病的风险。可见体力活动不足是高血压的危险因素，我国城市居民（尤其是中青年）普遍缺乏体力活动，严重影响心血管健康。

（6）膳食结构不合理、高胆固醇和反式脂肪酸摄入过多。高胆固醇饮食主要有动物内脏、蟹黄、鱼子、蛋黄、鱿鱼等，反式脂肪酸来源主要有各类西式糕点、巧克力派、咖啡伴侣、速食食品等。

7 调查资料显示我国人群摄入的盐量平均每天有多少？

我国南方人群食盐摄入量平均为 8—10g/d，北方人群为 12—15g/d，均大大超过 WHO 推荐的每天 5g 的标准。高血压膳食疗法最关键的就是减盐，严格限盐可有效降低血压，脑卒中、冠心病的发病率也随之下降。《中国高血压患者教育指南》推荐的避免高盐摄入的措施有：（1）使用标准限盐勺，每人每餐食盐量不超过2g（即一个2g的标准限盐勺），普通啤酒瓶盖去胶垫后一平盖相当于6g，为每人一天食盐量；（2）尽量避免进食高盐食物和调味品，如腌菜、腌肉、辣酱等；（3）利用蔬菜本身的风味来调味，如将青椒、番茄、洋葱等和味道清淡的食物一起烹煮，可以起到相互协调的作用；（4）利用醋、番茄汁、柠檬汁、苹果汁等来调味增加食物的味道；（5）早饭尽量不吃咸菜或豆腐乳等；（6）非糖尿病的患者可以使用糖醋调味，以减少对咸味的需求；（7）采用低钠高钾盐代替普通盐，但肾功能不全者应慎用。

8 我国成年人群中"胖子"有多少？

《中国超重和肥胖症预防与控制指南》指出：根据1992年全国营养调查材料，20—60岁成年人体质指数（BMI）≥25者占该人群的14.4%（城市24.6%，农村10.4%）；BMI≥30者占1.5%（城市2.9%，农村1.0%）；1995—1997年11个省（市）调查资料发现，超重（BMI在25—29.9）检出率为21.51%，肥胖（BMI≥30）的检出率为2.92%。2018年《中国高血压防治指南》指出：近年来，我国人群中超重和肥胖的比例明显增加，35—64岁中年人的超重率为38.8%，肥胖率为20.2%，其中女性高于男性。肥胖者血液中过多的游离脂肪酸引起胰岛素抵抗、血三酰甘油水平升高和炎性因子增加等，会增加动脉硬化的进展，增加患高血压和糖尿病的风险。《中国高血压患者教育指南》指出，减肥有益于高血压的治疗，可明显降低患者的心血管病危险。

9 酒喝到多少属于过量饮酒？过量饮酒的人有多少？

2018年《中国高血压防治指南》指出：男性饮酒60g以上，女性饮酒40g以上称为过量饮酒，就会对人的身体造成危害。酒精的计算方法大致为：白酒中所含酒精的比例略低于酒的度数，如39°白酒的酒精含量为32.5%，葡萄酒的酒精含量为13%—15%，啤酒的酒精含量在4%左右。按此计算，即为葡萄酒＜100—150mL（相当于2—3两），或啤酒＜250—500mL（半斤到1斤），或白酒＜25—50mL（半两到1两）。我国18岁以上居民过量饮酒率约为9.3%，也就是每10个饮酒的成年人就有1个饮酒过量。

10 是否少量喝酒可以减轻动脉硬化，预防心血管疾病？

《中国高血压患者教育指南》中指出，高血压的患病率随饮酒量增加而增加。

高血压患者中 5%—10% 是由过量饮酒引起的，少量饮酒后短时间内血压下降，但随后会升高。大量饮酒刺激交感神经兴奋，心跳加快，血压升高及血压波动性增大。有大量证据表明，过量饮酒是心脑血管疾病、肾脏衰竭、2 型糖尿病、骨质疏松症、认知功能受损和老年痴呆等的危险因素。目前尚无对少量饮酒可以减轻动脉硬化、预防心血管疾病的研究证据。有证据显示，即使对少量饮酒的人，减少饮酒量也能够减少心血管病发生风险，有利于心脑血管健康。美国心脏病协会（American Heart Association, AHA）给出明确警示：不建议任何人以"降低冠心病风险"为理由而饮酒。

11 长期精神紧张与血压升高有关系吗？

长期过度的精神紧张会明显增加心血管风险。人在紧张、惊恐、愤怒、焦虑、压抑、烦躁等状态下，有引起血压升高的风险，有研究结果显示，精神紧张者发生高血压的风险是正常人群的 1.18 倍和 1.55 倍。其机制有以下几方面：

（1）交感神经系统、肾素－血管紧张素－醛固酮系统等处于反复或持续性激活状态，导致外周血管阻力、心排血量增加。

（2）应激使下丘脑－垂体－肾上腺轴的神经内分泌机制调控失衡，促肾上腺皮质激素释放增加，促进肾上腺皮质释放糖皮质激素。

（3）血管内皮细胞功能失调，血管内皮细胞分泌内皮素、5-羟色胺等缩血管因子增加。

（4）外周阻力血管持续性收缩，导致血管平滑肌细胞增生、内膜增厚等继发性血管重构。

（5）机体免疫系统功能发生紊乱，影响免疫系统对炎症的调控能力，炎性因子水平增高，导致体内呈慢性炎症状态。

（6）体内压力感受器敏感性或功能下降，自身调节血压变化的内平衡失调。

此外，精神紧张者常有睡眠障碍，失眠、早醒、睡眠不足；神经内分泌功能失调，诱发心律失常；血小板活性反应性升高；冠状动脉收缩、粥样斑块破裂会引发心脏急性事件。纠正和治疗病态心理有助于降压。

《中国高血压患者教育指南》推荐预防和缓解心理压力的主要方法为：①避免负性情绪，保持乐观和积极向上的态度；②正视现实生活，正确对待自己和别人，大度为怀；③有困难主动寻求帮助；④处理好家庭和同事间的关系；⑤寻找适合自己的心理调适方法；⑥增强承受心理压力的抵抗力，培养应对心理压力的能力；⑦心理咨询是减轻精神压力的科学方法；⑧避免和干预心理危机。

高血压与心血管疾病相关问答

12 什么叫心血管疾病？

心血管疾病，又称为循环系统疾病，是一系列涉及循环系统的疾病，循环系统指人体内运送血液的器官和组织，主要包括心脏、血管（动脉、静脉、微血管），可以细分为急性和慢性，一般都与动脉硬化有关。这些疾病有着相似的病因、病发过程及治疗方法。根据2010年第六次中国人口普查数据，测算中国高血压患病人数为2.45亿。

常见的心血管疾病有脑卒中、冠心病、心律失常、心力衰竭、左心室肥厚、肺血管疾病、慢性肾脏病等。

易患病人群：（1）以前多为四十岁以上的中老年人，近年由于很多年轻人生活方式不健康，比如吸烟、饮酒、熬夜等，发病有年轻化的趋势。（2）肥胖：特别是腹型肥胖。（3）喜欢摄入高能量食品及高盐食品的人群，比如暴饮暴食，经常吃油腻的油炸食品，日常生活离不开咸菜等。（4）喜欢抽烟酗酒：香烟中的尼古丁有收缩血管、损害血管内皮的作用。过量的酒精加速动脉粥样硬化的过程。（5）工作紧张、繁忙、压力大、缺乏运动的人：长期精神紧张，身体的应激激素会增加，心跳加快，血压升高，运动可使血管扩张，增加血管弹性，因此，缺乏运动的人，血管弹性差，易出现动脉粥样硬化。

13 没有症状的高血压患者为什么要控制血压？

血压水平与心脑血管疾病和死亡风险之间存在密切的因果关系，有研究表明，收缩压每升高20mmHg或舒张压每升高10mmHg，心脑血管病发生的风险倍增。脑卒中筛查项目对2002—2013年间＞40岁的12 526名首次卒中病例进行回顾性分析后发现，2014年40岁以上成人脑卒中患病率为2.06%。与脑卒中发生相关性最强的危险因素为高血压。中国心衰患者注册登记研究（China-HF）对2012—2014年88家医院8 516例心衰患者资料的分析显示，住院心衰患者的平均年龄呈上升趋势，高血压、冠心病已成为目前中国心衰患者的主要病因。高血压号称"沉默的杀手"，部分患者没有症状，患者无症状，但血压水平升高对其靶器官损害仍然存在，所以，不管有无症状，均应规范化诊疗。

14 亚洲人群患高血压后造成的脑卒中和心肌梗死与澳大利亚和新西兰有什么不同？

APCSC研究（包括13个人群在内的亚太队列研究）指出，诊室血压水平与脑卒中和冠心病事件关系密切。收缩压每升高10mmHg，亚洲人群的脑卒中与致死性心肌梗死发生风险分别增加53%与31%，而澳大利亚与新西兰增加24%和21%，可见亚洲人群血压升高与脑卒中、冠心病事件的关系比澳大利亚和新西兰人群更强。

15 高血压与心脑血管疾病有什么关系？

血压水平与心脑血管病发病和死亡风险之间存在密切关系。研究表明，诊室血压与脑卒中、冠心病、心血管病死亡的风险呈连续、独立、直接的正相关关系。收缩压每升高10mmHg，亚洲人群的致死性心肌梗死发生风险增加31%；临床资料表明，随着血压水平升高，心力衰竭发生率递增，长期高血压－左心室肥厚－心力衰竭构成一条重要的事件链；高血压也是心房颤动发生的重要原因，高血压－心房颤动－脑栓塞构成一条重要的易被忽视的事件链。《中国心血管病报告2018》指出，控制高血压，可减少39万男性和17万女性死于心血管病。

16 我国人群的冠心病和脑卒中发病与西方国家相比有什么特点？

脑卒中筛查项目对2002—2013年间＞40岁的12 526名首次卒中病例进行回顾性分析后发现，2014年40岁以上成人脑卒中患病率为2.06%。与脑卒中发生相关性最强的危险因素为高血压，其次是家族史、高脂血症、房颤、糖尿病、身体活动不足、吸烟以及肥胖。我国人群监测数据显示，心脑血管疾病死亡占总死亡人数的40%以上，脑卒中的年发病率为250/10万，冠心病事件的年发病率为50/10万，脑卒中发病率是冠心病事件发病率的5倍。在临床治疗试验中，脑卒中/心肌梗死的发病比值，在我国高血压人群中约为（5—8）：1，而在西方高血压人群中约为1：1。因此，脑卒中仍是我国高血压人群最主要的并发症，预防脑卒中是我国高血压防治的重要目标。

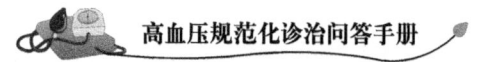

规范化病史采集和体检相关问答

☞ 17 规范化的高血压诊断应该考虑哪几方面的情况？

初次测量血压高于正常水平，即初诊的高血压患者能否得到正确的诊断和治疗对于以后血压能否达标至关重要。2018年《中国高血压防治指南》明确指出，规范化的高血压诊断应包括以下三个方面的内容：（1）确定高血压的诊断，根据患者血压水平确定血压水平的分级；要确定高血压的诊断几项工作需要做到位，如血压测量一定要规范，包括选择的血压计要经过认证、血压测量方法规范、要注意排除白大衣高血压等。（2）判断高血压的原因，根据患者的血压水平、临床表现、体征及相关检查等线索区分原发性高血压和继发性高血压；继发性高血压的筛查非常重要。（3）寻找其他心脑血管危险因素、靶器官损害以及相关临床情况，从而做出高血压病因的鉴别诊断和评估患者的心脑血管疾病风险程度，指导诊断与治疗。只是确定血压的级别对于诊断和治疗方案的指导证据不全面，只有明确了解患者的心脑血管危险因素、靶器官损害以及相关临床情况才能准确地评估患者的危险分层，从而制定出准确的治疗方案。

☞ 18 高血压患者的家族史对诊断有什么重要性？

询问患者家族史应仔细询问患者家族有无高血压、脑卒中、糖尿病、血脂异常、冠心病或肾脏病，包括一级亲属发生心脑血管病事件时的年龄，这些用于评估患者高血压出现心脑血管并发症的危险分级至关重要。

☞ 19 初次就诊的高血压患者，在病程方面应该询问哪些方面的问题？为什么？

初次就诊的高血压患者，在病程方面应注意询问初次发现或诊断高血压的时间、场合、血压最高水平。如已接受降压药治疗，说明既往及目前使用的降压药物种类、剂量、疗效及有无不良反应。这对患者高血压分级、药物治疗是否有效及下一步药物选择有重要意义。

☞ 20 询问高血压患者有无症状有什么意义？

对高血压患者进行病史询问时，对症状的询问，可帮助我们判断有无合并心脑血管、眼底、肾脏等并发症，是否需要进一步检查等，避免漏诊。问诊有无症状除了判断靶器官是否有损伤之外，有些高血压患者即使没有靶器官受损也会有明确的不适感觉，即躯体化症状，在全面问诊和检验、检查之后做出正确的诊断对于高血压患者的治疗方案选择有重要的指导意义。除了重视血压达标之外，不适症状的缓解可以提高患者的生活质量。

☞ 21　病史询问中需要问及哪些继发性高血压的线索？

在高血压患者病史询问时需要询问：既往是否有肾炎史或贫血史；有无四肢无力；有无阵发性头痛、心悸、多汗；有无打鼾伴有憋气、呼吸暂停；有无易怒、双手细颤；是否长期应用糖皮质激素、甘草、麻黄、促红细胞生成素、口服避孕药、利血平等升高血压的药物。

☞ 22　生活方式需要询问吗？为什么？

询问高血压患者病史时需要注意一下生活方式的询问：盐、酒及脂肪的摄入量，吸烟、饮酒、体力活动量、体重变化、睡眠习惯等情况。这些生活方式会直接或间接引起血压升高或导致血压控制不佳，如果患者有以上不良生活方式时，及时指导患者改变生活方式对于患者血压控制能起到积极作用。

☞ 23　如何询问了解患者的社会心理状态？

在高血压患者病史询问时，应注意询问患者的家庭情况、工作环境、文化程度以及有无精神创伤史，以了解患者的社会心理状态。询问上述这些社会心理状态时应注意询问的方式和方法，可以从侧面去了解患者的社会心理状态，询问时注意观察了解患者的性格特点、沟通时患者的主观表达方式以及对客观事物的认知程度等。社会心理状态会直接影响血压的控制，及时正确了解患者的社会心理状态，分析产生不良心理因素的原因，及时给予正确、有效的干预，有利于患者保持积极向上的社会心理状态，也能使血压得到有效的控制。

☞ 24　在对高血压患者体格检查时，应注意捕捉哪些继发性高血压特征？

在对高血压患者进行体格检查时，要注意患者的特殊体征，这些特殊体征往往提示有继发性高血压的可能。视诊应注意观察患者有无库欣面容、多血质、指端肥大、神经纤维瘤性皮肤斑、甲状腺功能亢进性突眼征或下肢水肿；听诊颈动脉、胸主动脉、

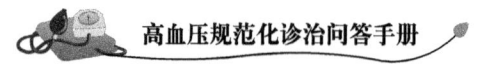

腹部动脉和股动脉有无杂音,甲状腺有无血管杂音;触诊甲状腺,全面的心肺检查,检查腹部有无肾脏增大(多囊肾)或肿块,检查四肢动脉搏动情况和神经系统体征。

实验室检查规范化相关问答

☞ 25　高血压患者初诊时应该做哪些基本的检验项目?有什么意义?

《中国高血压防治指南》指出,高血压患者初诊应做基本的检验项目:血生化(血钾、钠、空腹血糖、血脂、尿酸和肌酐)、血常规、尿液分析(尿蛋白、尿糖和尿沉渣镜检)、心电图等。这些常规检查可以初步评估高血压导致的心脏、肾脏损害,血钾、血钠、血糖、尿酸、肌酐的检测可以为高血压药物选择提供依据,为继发性高血压筛查提供线索。基层社区卫生服务中心均能完成上述检验项目。

☞ 26　哪些是《中国高血压防治指南》推荐的检查项目?

《中国高血压防治指南》推荐的检查项目有超声心动图、颈动脉超声、口服葡萄糖耐量试验、糖化血红蛋白、血高敏C反应蛋白、尿白蛋白/肌酐比值、尿蛋白定量、眼底、胸部X线摄片、脉搏波传导速度(PWV)以及踝/臂血压指数(ABI)等。要求有条件的医疗机构均应尽量给患者做以上检查项目。

☞ 27　哪些检查项目在《中国高血压防治指南》中是可以选择检查的项目?分别具有什么意义?

《中国高血压防治指南》中推荐的选择项目有:血同型半胱氨酸,研究表明,高血同型半胱氨酸可以作为心脑血管疾病的独立危险因素;血浆肾素活性或肾素浓度、血和尿醛固酮可以排查原发性醛固酮增多症、肾素瘤等,血和尿皮质醇可以排查有无皮质醇增多症;血游离甲氧基肾上腺素及甲氧基去甲肾上腺素、血或尿儿茶酚胺可以排查有无嗜铬细胞瘤;肾动脉超声和造影可以排查有无肾动脉狭窄;肾和肾上腺超声排查有无多囊肾、肾实质改变,肾上腺有无增生或占位;CT或MRI排查有无颅内占位、肾上腺占位等;肾上腺静脉采血以明确肾上腺的优势分泌侧;睡眠呼吸监测以明确有无睡眠呼吸暂停低通气等。对有合并症的高血压患者,进行相应的心功能、肾功能和认知功能等检查以明确有无造成心脏、肾脏、大脑的损伤。

28 《中国高血压防治指南》中是否推荐所有的高血压患者都应该做基因的检测？

目前虽然检测出了一些影响血压的基因位点，《欧洲高血压指南》指出几项全基因组关联研究，其汇总分析已经识别出 120 个与血压调节相关的位点，但这些位点只能解释约 3.5% 的特征差异。一些罕见的、单基因型高血压如糖皮质激素可矫正的醛固酮增多症、Liddle 综合征已经得到描述。遗传型的嗜铬细胞瘤和副神经节瘤，也是引起高血压的罕见原因。《中国高血压防治指南》指出，目前临床基因诊断仅适用于 Liddle 综合征、糖皮质激素可治性醛固酮增多症等单基因遗传性高血压。

规范化血压测量相关问答

29 根据测量血压场所的不同，血压测量分为几种？

根据血压测量场所的不同，血压的测量分为诊室血压、动态血压监测（ABPM）、家庭血压监测（HBPM）3 种。

30 什么是诊室血压？

诊室血压是指由医护人员在标准条件下按统一规范进行测量的血压，是目前诊断高血压、进行血压水平分级以及观察降压疗效的常用方法。诊室自助血压测量（automated office blood pressure，AOBP）可以减少白大衣效应，值得进一步研究推广。诊室血压测量步骤：（1）要求受试者安静休息至少 5 分钟后开始测量坐位上臂血压，上臂应置于心脏水平。（2）推荐使用经过验证的上臂式医用电子血压计，水银柱血压计将逐步被淘汰。（3）使用标准规格的袖带（气囊长 22—26cm、宽 12cm），肥胖者或臂围大者（>32cm）应使用大规格气囊袖带。（4）首诊时应测量两上臂血压，以血压读数较高的一侧作为测量的上臂。（5）测量血压时，应相隔 1—2 分钟重复测量，取 2 次读数的平均值记录。如果 SBP 或 DBP 的 2 次读数相差 5mmHg 以上，应再次测量，取 3 次读数的平均值记录。（6）老年人、糖尿病患者及出现体位性低血压情况者，应该加测站立位血压。站立位血压在卧位改为站立位后 1 分钟和 3 分钟时测量。（7）在测量血压的同时，应测定脉率。

🖙 31 血压计的验证机构有哪几个？

目前国际上血压计的验证机构有：欧洲高血压学会（European Society of Hypertension，ESH）、英国高血压学会（British Hypertension Society，BHS）、美国国家标准机构（American National Standards Institute，ANSI / Association for the Advancement of Medical Instrumentation，AAMI）。

🖙 32 电子血压计可以在哪些网站查询验证结果？

《中国高血压患者教育指南》推荐血压计验证结果可以在以下网站查询：

Dabl 教育网站（http：//www.dableducational.org）；

英国高血压协会网站（http：//www.bhsoc.org/index.php）；

高血压联盟（中国）网站（http：//www.bhli.org.cn）；

北京高血压防治协会网站（http：//www.chl-bha.org）。

🖙 33 动态血压检测有哪些优势和不足之处？

动态血压监测的优点：

（1）能检测出白大衣高血压和隐蔽性高血压；

（2）有较强的预后证据；

（3）有夜间读数；

（4）实际生活情况下的测量；

（5）可以观察血压变异性；

动态血压监测的不足：

（1）仪器价格昂贵，不能覆盖所有的高血压患者；

（2）长时间佩戴可能引起患者不适；

（3）夜间测量血压可能影响睡眠。

🖙 34 动态血压检测主要对哪些高血压类型有较大的实用价值？

《2019亚洲动态血压监测HOPE专家共识》指出，动态血压有以下的临床适应症：

（1）家庭血压变异性偏高或24小时血压参数异常：可测定标准差、变异系数、平均实际变异性、昼夜差异或家庭血压峰值；

（2）合并靶器官损害：包括左心室肥大，血管病变，射血分数保留的心力衰竭，慢性肾脏疾病，认知功能障碍；

（3）可疑隐蔽性高血压：夜间高血压（与阻塞性睡眠呼吸障碍、糖尿病和/或慢性肾脏疾病相关）或日间高血压（与压力或长期吸烟有关）；

（4）可疑白大衣高血压：排除持续性高血压，并避免过度治疗；

（5）继发性高血压：继发于其他因素，包括阻塞性睡眠呼吸障碍、慢性肾脏疾病、肾血管性高血压与原发性醛固酮增多症等；

（6）监测降压疗效：评估24小时血压控制，明确耐药情况；

（7）难治性高血压：3种或以上降压药物治疗后血压仍持续升高。

35 如何做到动态血压监测的规范化？

动态血压监测的规范化需要满足以下要求：

（1）动态血压仪的选择：选择经过验证机构如欧洲高血压学会（European Society of Hypertension，ESH）、英国高血压学会（British Hypertension Society，BHS）或美国国家标准机构（American National Standards Institute，ANSI / Association for the Advancement of Medical Instrumentation，AAMI）验证过的仪器。每年至少1次与水银柱血压计进行读数校准。

（2）测压间隔时间可选择15、20或30分钟。一般夜间测压间隔时间可适当延长至30分钟。血压读数应达到应测次数的80%以上，最好每小时至少有1个血压读数。

（3）动态血压监测的常用指标有24小时、白天（清醒活动）和夜间（睡眠）的平均收缩压与舒张压水平，夜间血压下降百分率以及清晨时段血压的升高幅度（晨峰）。

（4）24小时、白天与夜间血压的平均值的设置，应依据动态血压的诊断标准设置，其诊断标准为：24小时≥130/80mmHg，白天≥135/85mmHg，夜间≥120/70mmHg。

36 什么是家庭自测血压？提倡家庭自测血压有什么意义？

家庭自测血压由患者自我测量，也可由家庭成员协助完成，又称自测血压或家庭血压测量。

家庭自测血压可以使高血压患者了解自己的血压水平，患者为医生提供常态下准确的血压信息，医生可更准确全面地评估患者的情况，做出科学的诊断和治疗决定，提高血压达标率。可用于评估数日、数周、数月甚至数年的降压治疗效果和长时血压变异，有助于增强患者健康参与意识，改善患者治疗依从性，适合患者长期血压监测。家庭自测血压还可以鉴别隐蔽性高血压和白大衣性高血压和难治性高血压。

37　家庭自测血压有推荐的血压计吗？

在我国上市的经过国际标准认证的部分血压计型号如下表：

分类	测量方式	品牌	型号	通过标准				
				AAMI	BHS	ESH	IP	A/A
家用电子血压计	上臂式	吴博士	RG-BPII-3600型脉搏血压计			√*		
		脉搏波	RGP-8801			√*		
		康尚	QD-217A（示波法）			√*		
		康尚	QD-217A（听诊法）			√*		
		康康血压	YMBPA23			√*		
		欧姆龙Omron	M1（HEM-4030-C-E）*（D）				√	
			M2（HEM-7117）*（D）				√	
			M3（HEM-7200-E）*（D）				√	
			M4-I*（D）（HEM-705IT）				√	
			M6（HEM-7001-E）*（D）		√		√	√
			M10-IT（HEM-7080IT-E）*（D）				√	
			M6 Comfort（HEM-7221-E）*（D）		√		√	√
			MIT Elite（HEM-7300-WE）				√	
			MIT Elite Plus（HEM-7301-ITKE）*（D）				√	
			HEM-7000		√			
			i-C10（HEM-7070-E）*（D）		√			√
			M1 Compact HEM（HEM-4022-E）*（D）				√	
			PpoLogic PL100（HEM-7101-PR）*（D）			√	√	
			HEM-7430	√				
			HEM-1020	√				

续表

分类	测量方式	品牌	型号	通过标准				
				AAMI	BHS	ESH	IP	A/A
家用电子血压计	上臂式	Microlife 迈克大夫	BP3AG1		√			
			BPA100			√		
			BPA100PLUS			√		
			BP3AC1-1	√	√	√		
			BP3AC1-1 PC			√		
			BP3AC1-2			√		
			BP3BT0-1		√			
			BP3BT0-2		√			
			BP3BT0-A	√	√			
			BP3ET0-AP		√			
			RM100				√	
			BP3ET0-AP		√			
			BP33MD 1-3				√	
		博士医生	KP-6701-A			√		
			KP-6600-A			√		
		A&D 爱安德	UA-631			√	√	
			UA-704		√			√
			UA-705		√			√
			UA-771		√			√
			UA-774		√			√
			UA-854			√	√	
			UA-855			√	√	
			UA-787			√	√	
			UA-1010		√			√
			UA-1020		√			√
			UA-1030T		√			√
		IEM（德国）	Stabil-O-Graph		√		√	√

续表

分类	测量方式	品牌	型号	通过标准				
				AAMI	BHS	ESH	IP	A/A
家用电子血压计	上臂式	九安（Andon）	KD-391			√		
			KD-5915			√		
			KD-5031			√		
			KD-556			√		
			KD-5913			√		
			MD-534			√		
			KD-5963			√		
			iHealth BP3			√		
			BM-091		√			
			KD-5001		√			
			KD-557		√			
			KD-558		√			
			KD-5901		√			
			KD-5909		√			
			KD-5917		√			
			KD-5918		√			
			KD-5961		√			
			KD-5962		√			
			KD-5971		√			
			KD-595	√	√*			

☞ 38 家庭自测血压的注意事项和测量方法有哪些？

家庭自测血压的注意事项：

（1）测量血压的次数不宜过频。

（2）自己在家中无法测量夜间血压。有人夜间醒了就起来测血压，还有人为了获得夜间血压值，半夜用闹钟唤醒起来测血压，这种破坏了夜间的生理状态而测量出来的血压值，不代表夜间的血压。

（3）不要过分计较某次的血压轻度升高或降低。血压本身有昼夜节律的变化，而且受诸多内外环境的影响，有一定的波动。不要因自测的几次血压值高低来随意调整药量，这样不利于血压的稳定。对自测血压有疑问，可咨询医务人员。家庭自测血压结果供临床医生参考。

（4）以下情况不适合家庭自测血压：某些心律失常如心房颤动、频发早搏患者，采用电子血压计不能准确测量血压。血压本身的波动可能影响到患者的情绪，使其血压升高，形成恶性循环，不建议焦虑或擅自改变治疗方案的患者进行家庭自测血压。

家庭自测血压的测量方法：

要有高度合适的座椅和桌子、上臂式电子血压计、血压测量结果的记录本。

（1）测血压应接受医务工作者的培训或指导。

（2）测量血压前半小时不吸烟、饮酒或喝咖啡，排空膀胱，至少休息5分钟；测压时患者务必保持安静，不讲话。

（3）坐位，双脚自然平放；上臂与胸壁成40°角放于桌上；用手触摸肘窝，找到肱动脉跳动的部位；将袖带的胶皮袋中心置于肱动脉上，袖带下缘距肘线2—3cm，松紧以能插入1—2指为宜。裸臂绑好袖带，袖带必须与心脏保持同一水平。袖带型号要合适。

（4）初诊或血压未达标及不稳定的患者，每天早晚各测1次，最好在早上起床排尿后、服药前，晚上在临睡前，连续测量7天，以后6天血压平均值作为治疗的参考。

（5）连续测量血压2—3遍/次，间隔1分钟/遍，取后两遍血压的平均值。因为首遍测量血压数值往往偏高。

（6）如血压达标且稳定者则自测1天/周，早晚各1次。

高血压靶器官功能评估相关问答

39 高血压患者没有症状时为什么要评估其靶器官功能状况？

在高血压患者中，评估是否有靶器官损害是高血压诊断评估的重要内容。高血压导致的靶器官损害指其心脏、血管、大脑、眼和肾脏结构和功能的改变。高血压有无临床症状不是评估高血压风险的指标，因为高血压号称"沉默的杀手"，无症状的高血压患者，其靶器官损害在默默地发生。随着人们健康意识的提高，临床检查的广泛应用，在无症状的患者中，高血压介导的靶器官损害占有一定的比例。心血管风险随着高血压介导的靶器官损害的存在而升高。早期发现靶器官损害，早期干预，一些高血压靶器官损害（如高血压早期肾损害等）通过治疗可能逆转。

40 高血压患者的靶器官包括哪些？如何检测其功能？

常见的高血压患者的靶器官包括以下脏器：

（1）心脏：左心室肥厚（LVH）是心血管事件独立的危险因素，常用的检查方法包括心电图、超声心动图。

（2）肾脏：肾脏损害主要表现为血清肌酐升高、估算的肾小球滤过率（eGFR）降低，或尿白蛋白排出量增加。微量白蛋白尿已被证实是心血管事件的独立预测因素。检测尿常规和血浆肌酐。

（3）大血管：颈动脉内膜中层厚度（IMT）可预测心血管事件，粥样斑块的预测作用强于IMT。大动脉僵硬度增加预测心血管风险的证据日益增多。可以用颈动脉超声的方法检测。

（4）眼底：视网膜动脉病变可反映小血管病变情况。用免散瞳眼底照片检测即可。

（5）脑：如脑腔隙性病灶，颅内动脉狭窄、斑块、动脉瘤等。经颅多普勒超声是简单的方法，比较准确的方法是头部MRI和MRA。

41 评估心脏损害的方法有哪些？哪些是简单易行的方法？

评估心脏功能状态的方法有心电图、超声心动图、胸部X线检查、运动试验、心脏同位素显像、计算机断层扫描冠状动脉造影（CTA）、心脏磁共振成像（MRI）及磁共振血管造影（MRA）、冠状动脉造影等。心电图简单易行，可以作为LVH筛查方法。ECG不能排除LVH，因为其敏感性差。评估心脏结构和功能的详细信息推荐行超声心动图检查。在未治疗和已治疗的患者中，随访过程当ECG上出现LVH时，可反映LVH。超声心动图诊断LVH的敏感性优于心电图，左心室质量指数（LVMI）可用于检出和诊断LVH，LVMI是心血管事件的强预测因子。

42 肾脏功能状态的评估方法有哪些？哪些方法适用于基层？

肾脏损害主要表现为血清肌酐升高、估算的肾小球滤过率（eGFR）降低，或尿白蛋白排出量增加。微量白蛋白尿已被证实是心血管事件的独立预测因素。常用的评估肾脏功能的方法有尿白蛋白排泄量、24小时尿白蛋白排泄量或尿白蛋白/肌酐比值、肾小球滤过率（eGFR）、肾脏ECT检查等。eGFR是一项判断肾脏功能简便而敏感的指标。其中血清肌酐测定和尿蛋白测定简单易行,适合基层医疗机构应用。

43 评估大血管功能状态的方法有哪些?临床最容易操作的是哪个部位的血管?

评估大血管功能状态的方法有以下几种:

(1)颈动脉超声:经颈动脉超声测定的颈动脉内-中膜厚度(IMT)和/或存在斑块,可预测心血管风险。动脉斑块对心血管事件的预测作用强于IMT。

(2)脉搏波传导速度(PWV):大动脉僵硬度增加预测心血管风险的证据日益增多。PWV增快是心血管事件和全因死亡的强预测因子,颈-股PWV是测定大动脉僵硬度的金标准。2018年《中国高血压防治指南》也推荐PWV检测是高血压患者"推荐"的检测项目。

(3)踝-臂指数(ankle-brachial index,ABI):能有效筛查和诊断外周动脉疾病,预测心血管风险。如胸主动脉、腹主动脉以及下肢动脉狭窄的患者经过此项检查能敏感地得以筛查出来。

颈动脉是离体表较近的血管,由于其特殊的解剖部位,临床常检测颈动脉超声作为评估大血管功能状态的方法。

44 眼底动脉硬化的评估有什么价值?

视网膜动脉是体内唯一一个通过肉眼可以观察到动脉硬化状况的器官,其病变可反映小血管病变情况,高血压伴糖尿病患者的眼底镜检查尤为重要。常规眼底镜检查的高血压眼底改变,按Keith-Wagener和Barker四级分类法,3级或4级高血压眼底对判断预后有价值。近年来免散瞳眼底照片应用较多,无须散瞳,简单易行。

45 怎么准确评估高血压患者的脑血管和脑功能状况?简单经济的方法是什么?

头颅MRA或CTA有助于发现脑腔隙性病灶、无症状性脑血管病变(如颅内动脉狭窄、钙化和斑块病变、血管瘤)以及脑白质损害。2018年《中国高血压防治指南》不推荐头颅MRA或CTA用于靶器官损害的临床筛查。在临床治疗试验中,我国高血压人群脑卒中/心肌梗死的发病比值约为(5—8):1,而在西方高血压人群约为1:1,鉴于我国上述的高血压并发症特征,建议有条件的高血压患者应该行头部MRA检查,尤其病史较长合并动脉粥样硬化的高血压患者,早期发现动脉瘤、

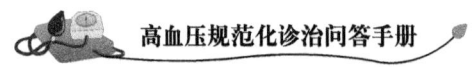

动脉狭窄等脑部受损,早期强化干预有助于减少脑部并发症的发生。最简单经济的方法是经颅多普勒检查。

高血压诊断标准和危险分层相关问答

☞ 46 目前我国高血压是怎么定义的?血压水平是如何分类和定义的?

高血压定义:在未使用降压药物的情况下,诊室 SBP ≥ 140mmHg 和(或)DBP ≥ 90mmHg。根据血压升高水平,将高血压分为 1 级、2 级和 3 级。

血压水平的分类和定义见下表:

分类	DBP(mmHg)		SBP(mmHg)
正常血压	<120	和	<80
正常高值	120—139	和/或	80—89
高血压	≥140	和/或	≥90
1级高血压(轻度)	140—159	和/或	90—99
2级高血压(中度)	160—179	和/或	100—109
3级高血压(重度)	≥180	和/或	≥110
单纯收缩期高血压	≥140	和	<90

注:当 SBP 和 DBP 分属不同级别时,以较高的分级为准。

☞ 47 为什么对高血压患者进行心血管风险的分层?

高血压患者的诊断和治疗不能只根据血压水平,必须对患者进行心血管综合风险的评估并分层。虽然高血压是影响心血管事件发生和预后的独立危险因素,但是并非唯一决定因素,大部分高血压患者还有血压升高以外的心血管危险因素。高血压患者的心血管综合风险分层,有利于确定启动降压治疗的时机,优化降压治疗方案,确立更合适的血压控制目标和进行患者的综合管理。

☞ 48 什么样的高血压患者可以定为心血管风险的低危、中危、高危和很高危?

2018 年《中国高血压防治指南》有明确的界定,如下表:

其他心血管危险因素和疾病史	血压（mmHg）			
	SBP130—139和（或）DBP85—89	SBP140—159和（或）DBP90—99	SBP160—179和（或）DBP100—109	SBP≥180和（或）DBP≥110
无		低危	中危	高危
1—2个其他危险因素	低危	中危	中/高危	很高危
≥3个其他危险因素，靶器官损害，或CKD3期，无并发症的糖尿病	中/高危	高危	高危	很高危
临床并发症，或CKD≥4期，有并发症的糖尿病	高/很高危	很高危	很高危	很高危

CKD：慢性肾脏病。

49 怎样获取高血压患者的心血管危险因素？

获取患者的心血管危险因素包括以下几个方面：问诊需要了解患者年龄（男性＞55岁，女性＞65岁是心血管病的危险因素）、吸烟史或被动吸烟史，患者有无早发心血管病家族史（以及亲属发病年龄＜50岁）；体检应测量血压，确定血压水平，了解患者有无腹型肥胖（腰围：男性≥90cm，女性≥85cm 或 BMI≥28kg/m²）；检验包括：糖耐量受损（2小时血糖7.8—11.0mmol/L）和（或）空腹血糖异常（6.1—6.9mmol/L），血脂异常 TC≥5.2mmol/L（200mg/dL）或 LDL-C≥3.4mmol/L（130mg/dL）或 HDL-C＜1.0mmol/L（40mg/dL）及血同型半胱氨酸测定。

50 伴发哪些疾病是影响高血压患者预后的重要因素？

血压的高低是众多影响高血压患者预后的重要因素之一，除此之外，影响预后的危险因素还有患者的年龄，男性大于55岁，女性大于65岁；吸烟或者被动吸烟；糖耐量受损；血脂异常；一级亲属在患心血管疾病时年龄小于50岁；男性腰围≥90cm，女性腰围≥85cm，或者男女 BMI≥28kg/m²；血浆同型半胱氨酸≥15μmol/L。患高血压时已经存在靶器官受损或者并存其他的疾病也会直接影响高血压患者的预后。

与预后有关的靶器官的受损包括心脏、肾脏和血管：左心室肥厚；颈动脉超声提示 IMT≥0.9mm 或动脉粥样斑块；踝/臂血压指数＜0.9；颈-股动脉脉搏波速度≥12m/s；估算的肾小球滤过率降低[eGFR 30—59mL/（min·1.73 m²）]或血清肌酐轻度升高，男性血肌酐 115—133μmol/L（1.3—1.5mg/dL），女性血肌酐 107—124μmol/L（1.2—1.4mg/dL）；微量白蛋白尿 30—300mg/24h 或白蛋白/肌酐比 ≥ 30mg/g（3.5mg/mmol）。

影响高血压患者预后的并存疾病指以下疾病：

（1）脑血管病：脑出血、缺血性脑卒中、短暂性脑缺血发作。

（2）心脏疾病：心肌梗死史、心绞痛、冠状动脉血运重建、慢性心力衰竭、心房颤动。

（3）肾脏疾病：糖尿病肾病，肾功能受损包括：eGFR<30mL/（min·1.73m^2）、血肌酐升高：男性 ≥ 133μmol/L（1.5mg/dL），女性 ≥ 124μmol/L（1.4mg/dL），蛋白尿（≥ 300mg/24h）。

（4）外周血管疾病。

（5）视网膜病变：出血或渗出，视盘水肿。

（6）糖尿病：新诊断的糖尿病患者空腹血糖 ≥ 7.0mmol/L（126 mg/dL），餐后血糖 ≥ 11.1 mmol/L（200 mg/dL）；既往有糖尿病的高血压患者，糖化血红蛋白（HbA1c）≥ 6.5%。

高血压的规范化治疗相关问答

☞ 51 一般高血压患者的血压应该控制到什么水平？

给高血压患者制定降压方案时，除了考虑选取什么降压药物最合适之外，还需要考虑患者的血压应该控制在多少才会安全，才能最大限度地保护患者的靶器官，预防心脑血管疾病的发生。一般高血压患者指的是不合并其他疾病或者靶器官严重受损的高血压患者，如高血压没有合并冠心病、糖尿病或慢性肾脏疾病等。降压的初步目标值可以比有合并疾病或者靶器官受损较重的患者稍高，第一个目标血压降至 < 140/90mmHg，如果患者能够耐受，进一步可以降至 130/80mmHg 以下。

☞ 52 高血压患者降压治疗的目的是什么？降压对高血压患者有什么好处？

高血压患者大约有一半左右无任何不适的感觉，这也是一部分高血压患者不重视控制血压的主要原因之一，为什么要控制高血压患者的血压？控制血压的目的是有效预防或延迟脑卒中、心肌梗死、心力衰竭、肾功能不全等并发症的发生；有效控制高血压的疾病进程,预防高血压急症、亚急症等重症高血压发生。以舒张期血压(舒张压≥90mmHg)为入选标准的降压治疗试验显示,舒张压每降低5mmHg(收缩压降低10mmHg)可使脑卒中和缺血性心脏病的风险分别降低40%和14%。单纯收缩期高血压(收缩压≥160mmHg,舒张压<90mmHg)降压治疗试验则显示,收缩压每降低10mmHg(舒张压降低4mmHg)可使脑卒中和缺血性心脏病的风险分别降低30%和23%。近期的收缩期强化降压干预试验(SPRINT)、控制糖尿病患者心血管危险行动(ACCORD)研究也证实,强化的血压控制对不同年龄组和(或)合并心肾、糖尿病合并症的患者都有益处。所以不能小看血压降低5mmHg和10mmHg带给高血压患者的益处和未来预后的差异。

53 是否所有高血压患者的血压降得越快越好呢?

高血压的发生是一个缓慢的过程,高血压发展到一定程度往往合并有其他心血管危险因素、靶器官损害等,即使没有任何并发症或者心血管危险因素,也不能快速将血压降至正常。中外高血压防治指南建议应逐渐将血压降至正常,如2018年《中国高血压防治指南》建议从开始降压计算,在4周至12周将血压逐步控制在目标水平。快速降低血压并不能更好地达到降低高血压的心脑肾与血管并发症发生和死亡的总危险,确定降压药物的应用时机与作用强度时,应根据高血压患者的血压水平和总体风险水平,有些高血压患者快速降压会带来严重的后果,比如双侧颈动脉狭窄程度>75%时,颅内血流灌注压下降,降压速度过快、幅度过度可能增加脑缺血风险。冠心病患者会有心肌梗死或心脏事件发生的风险。降压治疗应以避免脑和心脏缺血症状为原则,也可以适当放宽血压目标值。另外,衰弱的高龄老年人降压注意监测血压,降压速度不宜过快,降压水平不宜过低。

54 是否所有的高血压患者一旦诊断成立就应该即刻给予降压药物口服?哪些患者可以暂时不服用降压药物?

任何患者一旦确诊高血压,都应该采取措施控制血压,但有两大类治疗措施,即非药物治疗和药物治疗。非药物治疗即改善生活方式,必须有规律地科学地按照要求完成各项内容(详见本书的"高血压患者健康生活指导手册"部分),低危险、中度危险程度的高血压患者在改善生活方式的基础上(一般观察1至3月),血压仍超过140/90mmHg和(或)目标水平的患者应给予药物治疗。这两种危险程度的高血压患者,在非药物治疗期间,要观察和评估靶器官损害情况,积极鼓励患者家庭自我监测血压和健康生活方式，密切随诊，若患者放任自流将达不到控制血压的目的。当确诊时已经属于高危和很高危的患者，即刻积极改善生活方式，同时启动降压药物治疗，如果并存有危险因素如高血脂、高尿酸等和合并有临床疾病如糖尿病、冠心病等，也同时进行综合治疗。

55 暂时不服药的患者应该怎么办？非药物治疗可以观察多长时间？

当确诊为高血压时，医生没有开处方药物不等于不治疗，建议的非药物治疗方案是一系列计划和措施，每一项均应该让患者认真执行，如要告知患者的运动强度和运动时间，需要减肥的患者要计算应该减轻的体重，低盐饮食的有效具体措施，每天应该摄入的蔬菜和水果量，肉和牛奶的数量和种类等。任何患者非药物治疗都不允许无限期进行，最长可以观察3个月，而且在启动非药物治疗时，患者应该有自律性、态度积极和有自信，若没有积极行使非药物治疗的措施，可以让患者尽早药物治疗。

56 得了高血压再改善生活方式是否依然有效？

无论何时开始健康生活方式对于任何危险程度的高血压患者都是有效的预防或减少危险因素、积极辅助控制血压的有效方法和措施，医生有机会就要积极鼓励高血压患者即刻行动起来。研究结果证实，健康饮食、有规律体育运动、减肥、膳食中蔬菜和水果充足、每日摄入定量的奶制品和优质蛋白、限制酒精的摄入量、戒烟等这些措施长期坚持都有明确的降低血压的作用（详见本书"高血压患者健康生活指导手册"部分）。

57 按照《中国高血压防治指南》要求，降压药物选择时应该遵循什么原则？

遵循五原则：

（1）起始剂量：一般患者采用常规剂量（一般指一片药物的剂量）；老年人及高龄老年人初始治疗时通常应采用较小的有效治疗剂量（可以将药物减成一半或者更小的剂量，因为老年人可能对降压药物高度敏感，或者仅靠诊室测量血压评估的血压水平可能比诊室外数值高），之后监测血压如果患者可以耐受，没有达到目标水平时可考虑逐渐增加至足剂量。

（2）长效降压药物：优先推荐使用长效降压药物，以有效控制24小时血压，全天血压控制平稳才能有效预防心脑血管并发症发生。如果使用中、短效制剂，则需每天 2—3 次给药，不仅服药麻烦，血压波动性也无法解决。不建议选用中、短效制剂的降压药物。

（3）联合治疗：对血压≥160/100mmHg，或者高于目标血压20/10mmHg的高危患者，或单一一种药物治疗未达目标水平的高血压患者应进行联合降压治疗，可以处方自由联合或选用单片复方制剂联合。但要根据降压药物联合应用的原则选用药物。2018年《中国高血压防治指南》指出，对血压≥140/90mmHg的一级高血压患者，开始启动降压药物治疗时也可小剂量联合治疗。

（4）个体化治疗：个体化治疗的前提要求医生一定掌握患者的"身体状况"。如血糖、血脂、血尿酸等危险因素的情况，还需要了解靶器官受损的情况以及有无合并其他疾病。选用有可能激活交感活性的药物时（如钙拮抗剂和利尿剂）需要了解患者的交感神经系统的活性状态（如心率的快慢）。还要考虑患者个人意愿或长期承受能力，最终选择适合患者个体的降压药物。

（5）药物经济学：绝大多数高血压患者需要终生药物治疗，选择降压药物时药物的成本/效益也应加以考虑。

58 降压药物有几大类？是否都可以作为起始用药的选择？起始用药是根据什么选择的？选择降压药物时先考虑禁忌证还是适应证？

降压药物有多种类型，按照作用机制的不同可以将降压药物分为以下几种类型，也是目前临床常用的降压药物。（1）钙离子通道阻滞剂（calcium channel blocker，CCB）。（2）血管紧张素转化酶抑制剂（angiotensin converting enzyme inhibitor，ACEI）。（3）血管紧张素受体拮抗剂（Angiotension receptor blocker，ARB）。（4）利尿剂（diuretic，D），包括保钾利尿剂和排钾利尿剂。（5）β受体阻滞剂（β receptor blocker，BB）。（6）复方制剂。前五大类降压药物均可作为初始和维持用药的选择。起始用药的选择应根据患者的危险因素、亚临床或临床靶器官损害的情况以及合并临床疾病的种类、个体化用药的原则合理使用药物，优先选择适合患者的某种类型降压药物。初始用药时除了要考虑药物的适应证之外，最重要的要排除药物的禁忌证，从高血压患者用药的安全角度考虑，应该首先考虑降压药物的禁忌证。

59 钙离子通道阻断剂是怎样发挥降压作用的？二氢吡啶类钙拮抗剂的适应证人群有哪些？

钙离子通道阻断剂是临床常用的降压药物之一，最早问世的该类药物是硝苯地平（于 1975 年上市，德国拜耳制药公司研制），该类药物的降压作用显著，能与细胞膜上的钙通道蛋白结合，阻止钙离子进入细胞内，降低胞质内钙离子浓度，抑制钙离子所调节的细胞功能。血管平滑肌细胞内的钙主要来自细胞外钙，经钙通道的内流，引起血管收缩。钙离子通道阻断剂主要阻断 L 型钙离子通道，抑制钙离子内流而引起血管舒张，这种扩张作用主要表现在动脉，对静脉影响小。这也是钙离子通道阻滞剂降血压的主要作用机制，此外此类药物还具有抑制血小板第一时相的可逆性聚集和第二时相的不可逆性聚集的作用，通过减少红细胞内的钙离子浓度，增加了红细胞的变形能力，降低血压黏滞性。二氢吡啶类钙拮抗剂的适应证人群较广，没有绝对禁忌证。以下人群使用获益更大：（1）单纯收缩期高血压患者。（2）老年高血压患者。（3）高血压合并外周动脉狭窄或阻塞的患者。（4）高血压合并稳定性心绞痛。（5）高血压合并冠状动脉或颈动脉粥样硬化。（6）低交感活性的高血压患者。

60 二氢吡啶类钙拮抗剂有无绝对的禁忌证？哪些人群应慎用？

二氢吡啶类钙拮抗剂没有绝对禁忌证，但有些人群使用时应该慎重。因此类药物有激活交感神经系统使心率加快的副作用，当高血压合并有快速心律失常时慎用。此外，因为该类药物具有一定的负性肌力作用，当患者有心力衰竭或急性心肌梗死时慎重使用。急性冠状动脉综合征患者一般不推荐使用短效硝苯地平。

61 二氢吡啶类钙拮抗剂常见的不良反应有哪些？

钙离子拮抗剂为单药降压治疗患者中使用频次最多的药物种类，根据其化学结构和药理作用可分为两大类，即二氢吡啶类钙离子拮抗剂与非二氢吡啶类钙离子拮抗剂，二氢吡啶类钙离子拮抗剂主要作用于动脉，发挥舒张血管和降压作用。不同制剂的二氢吡啶类钙离子拮抗剂作用持续时间、对不同血管的选择性及药代动力学不同，其降压效果和不良反应存在一定差异。短、中效钙拮抗剂，生物利用度低，药物血浆浓度波动大，用药后快速导致血管扩张和交感神经系统激活，易引起反射性心动过速、心悸和头痛（如硝苯地平平片）；由于此类药物的半衰期短、清除率高，作用持续时间短，使其对血压的控制时间短，血压波动较大，很难实现 24 小时有效覆盖。其他的常见不良反应还有面部潮红、长时间应用可出现脚踝部水肿、牙龈增生等。应尽量使用长效制剂，以使降压平稳持久有效，同时不良反应小，患者耐受性好，依从性高。

62 非二氢吡啶类钙拮抗剂有哪些药物？有哪些禁忌证和不良反应？

非二氢吡啶类钙拮抗剂对窦房结和房室结部位的钙通道具有选择性作用，其扩张血管强度弱于二氢吡啶类 CCB。对血管选择性差，对心脏具有负性变时、负性传导及负性变力作用。主要有苯烷胺类（如维拉帕米、维拉帕米缓释片）和苄噻嗪类（如地尔硫䓬等）。因为该类药物具有抑制心肌收缩力以及扩张血管、降低血压的作用，临床若排除禁忌证后可以作为降压药使用，降压效果可靠。由于非二氢吡啶类钙拮抗剂的心脏亲和性及其对心肌、窦房结功能、房室传导的负性肌力和负性传递作用，维拉帕米与地尔硫䓬禁止用于二至三度房室传导阻滞患者，并相对禁用于心力衰竭患者。尽量避免用于左室收缩功能不全的高血压患者。常见不良反应有抑制心脏收缩功能和传导功能，有时也会出现牙龈增生。

63 各种二氢吡啶类钙拮抗剂每日的起始剂量和最大剂量是多少？

二氢吡啶类钙拮抗剂	起始剂量（MG）	最大剂量（MG）
硝苯地平	10	30
硝苯地平缓释片	10	80
硝苯地平控释片	30	60
氨氯地平	2.5	10
左旋氨氯地平	2.5	5
非洛地平	2.5	10
拉西地平	4	8
尼卡地平	40	80
尼群地平	20	60
贝尼地平	4	8
乐卡地平	10	20
马尼地平	5	20
西尼地平	5	10
巴尼地平	10	15

64 血管紧张素转换酶抑制剂的主要降压机制是什么？

血管紧张素转换酶（ACE）是一种非特异的酶，可使血管紧张素Ⅰ转化为强效缩血管物质——血管紧张素Ⅱ，并催化缓激肽等肽类扩血管物质的降解，导致血压升高、交感活性增强等一系列病理生理过程。血管紧张素转换酶抑制剂（ACEI）是通过竞争性地抑制血管紧张素转换酶，阻断血管紧张素Ⅱ的生成，抑制激肽酶的降解而发挥降压作用。ACEI自问世以来在临床上得到了广泛应用，从早期的单纯治疗高血压病逐渐延伸到了肺心病、心力衰竭、肾衰竭等多种疾病的治疗中。其主要降压机制有：（1）作用于循环中的肾素血管紧张素系统，减少血浆AngⅡ的水平下，引起血管舒张及降压效果。这一机制可能与ACEI的急性降压作用有关。（2）作用于组织中的RAS，包括抑制血管内皮细胞的ACE。目前认为，RAS的所有成分均存在于血管组织，包括冠状动脉血管，在许多血管床是局部产生血管紧张素Ⅰ的主要来源，ACEI抑制组织中的ACE，是使血压平稳下降的重要环节。（3）调节或降低肾上腺素能活性；AngⅡ在几个水平上与交感神经系统相互反应。AngⅡ可促进肾上腺素神经末梢释放去甲肾上腺素。ACE受抑制后AngⅡ减少，从而抑制外周交感神经系统活性而引起血压下降。（4）增加缓激肽和前列腺素的形成。ACEI可以抑制缓激肽的降解，使缓激肽水平升高，缓激肽作用于血管内皮的缓激肽受体，促进一氧化氮（NO）和前列腺素E_2（PGE_2）等舒血管因子释放，从而达到扩张血管的效应。（5）减少血管内皮细胞的内皮素释放。（6）抑制醛固酮分泌，增加肾血流量，减少水钠潴留。

☞ 65 血管紧张素转换酶抑制剂除了具有降压作用，是否还有对心血管保护的作用？

1956年Skeggs等发现血管紧张素转换酶（angiotensinconverting enzyme，ACE），1981年第一个可供临床使用的ACE抑制剂（angiotensin converting enzyme inhibitor，ACEI）卡托普利问世以来，ACEI以其显著的降压作用及广泛的应用范围成为基础降压药物之一，已广泛用于高血压、心力衰竭、心肌梗死和慢性肾脏病的治疗。ACEI通过多通路多途径介导了心血管和靶器官的保护作用。（1）AngⅠ-AngⅡ-血管紧张素受体（angiotensin receptor，ATR）通路：这是经典肾素血管紧张素醛固酮系统（renin angiotensin aldosterone system，RAAS）的组成部分。在体内肾素作用于血管紧张素原将其转换为血管紧张素Ⅰ（angiotensinⅠ，AngⅠ），随后在ACE的催化作用下转换为血管紧张素Ⅱ（angiotensin I，AngⅡ），AngⅡ再通过结合不同的血管紧张素受体发挥不同的生物学效应。目前已知的受体有AT1R、AT2R、AT3R和AT4R。AT1R激活后主要表现为收缩血管增加血压、促进细胞增殖和心肌细胞肥大、促进钠和水的重吸收的作用；而AT2R激活后主要表现与AT1R

激活相反的作用，如扩张血管、抑制细胞增殖等；AT3R 的作用机制尚不明确；AT4R 在维持血管内皮稳态上有一定的作用，内皮细胞上 AT4R 激活可通过促进组织纤溶酶原激活物（plasminogen activator，PA）的释放避免血小板黏附到内皮细胞上。由于在人体细胞 AT1R 的密度是其他受体的 100—10000 倍，因此 Ang Ⅱ 主要表现为 AT1R 激活的作用。（2）缓激肽 - 缓激肽受体（bradykinin receptor，BR）通路：缓激肽是人体重要的活性多肽，由缓激肽原降解而来，缓激肽作用于 BR 发挥作用，已发现的主要有 BR_1 和 BR_2，BR_1 主要介导过敏反应，而 BR_2 有扩张血管、控制平滑肌细胞增殖和促进内皮祖细胞动员促血管新生作用。缓激肽在体内也是主要由 ACE 降解。ACEI 使用后通过抑制缓激肽的降解提高血浆缓激肽浓度达到刺激 BR 的作用。ACEI 产生的血管神经性水肿和咳嗽也被认为是 ACEI 使用后缓激肽水平增高，激活了 BR_1 受体导致。（3）ACE_2-Ang（1-7）-Mas 受体通路：2000 年首先报道了 ACE 的同源蛋白 ACE_2，和 ACE 的氨基酸有 42% 的同源，能够水解 Ang Ⅱ 羧基端的末位苯丙氨，生成 Ang（1-7），ACE_2 对 Ang Ⅱ 的作用不受 ACEI 的抑制，Ang（1-7）再进一步由 ACE 降解为无活性肽，ACEI 可通过控制这种 ACE 降解 Ang（1-7）的作用，使体内 Ang（1-7）水平增高。Ang Ⅰ 也可以通过 ACE_2 的直接作用生成 Ang（1-7），由于 ACEI 控制了 Ang Ⅰ 转变为 Ang Ⅱ，所以体内 Ang Ⅰ 水平增高，通过 ACE_2 转变 Ang Ⅰ 为 Ang（1-7）的也增多。因此 ACEI 可以促进 Ang（1-7）的生成，抑制 Ang（1-7）的降解，提高组织和血浆的 Ang（1-7）浓度。目前，已在人体发现并且克隆出 Ang（1-7）的受体，即 Mas 受体。Mas 受体激活可产生血管舒张降低血压、控制血管平滑肌细胞增殖、减轻心脏重构、抑制炎症、抗氧化应激和调节水钠排泄的作用。研究已发现 Mas 激活产生的扩血管作用通过激活一氧化氮合酶促一氧化氮释放介导。

☞ 66 血管紧张素转换酶抑制剂常见的不良反应有什么？

血管紧张素转换酶抑制剂（angiotensin converting enzyme inhibitor，ACEI）具有良好的耐受性，但仍可能出现罕见而危险的不良反应，ACEI 的不良反应可累及多个系统，如呼吸系统、心血管系统、血液系统、消化系统、皮肤等。主要的不良反应：（1）咳嗽：这是最常见的不良反应。通常发生在用药 1 周及数月之内，程度不一，夜间多见。一般在停药 1 周内基本消失。还会出现喘憋、咽部不适等，主要累及呼吸系统。（2）低血压：较为常见。多发生在首剂给药或加量之后，也见于使用大剂量利尿药后、低钠状态、慢性心力衰竭等患者。（3）高钾血症：ACEI 抑制醛固酮分泌，可使血钾升高。多见于慢性心力衰竭、老年、肾功能受损、糖尿病、补充钾盐或应用保钾利尿剂、肝素或非类固醇类抗炎药的患者。（4）急性肾功能衰竭：ACEI 用药最初 2 个月可增加血尿素氮、肌酐水平。如果升幅＜30% 为预期反应，可继续治疗；升幅＞30%—50% 为异常反应，应停药。血肌酐＞265μmol/L 的患者慎用 ACEI。（5）蛋白尿：ACEI 对肾病伴有蛋白尿的患者具有明显的肾脏保护作用。因为 ACEI 可改善肾小球内高压、高灌注和高滤过，因此可减少蛋白尿；但 ACEI 也可引起蛋白尿。可见对于蛋白尿问题 ACEI 制剂是一把双刃剑，在临床上应细心观察和体会。（6）血管性水肿：比较罕见，但有致死的危险。病人有恶心、呕吐、腹泻、肠绞痛、喉头水肿。血管性水肿多发生在治疗第 1 个月内，停药后几小时即可消失。（7）胎儿畸形：在妊娠初 3 个月及妊娠中晚期妇女，服用 ACEI 可致胎儿畸形。（8）肝功能异常：谷丙转苷酶（ALT）、谷草转氨酶（AST）升高。（9）累及皮肤，表现为皮疹、炎症、溃疡等。（10）极少数有尿频、外因瘙痒、味觉障碍等表现。ACEI 不良反应并非即时发生，多数都是在用药数天后发生，用药过程中要注意观察患者情况，还应根据患者的个体差异合理调整用药剂量，以减少药物不良反应的发生。对于伴有肾功能不全、血钾水平偏高、接受透析治疗的患者，应当考虑使用 ACEI 的替代药物，以免增加不良反应风险。

67　哪些人群适合使用血管紧张素转换酶抑制剂？

在排除血管紧张素转换酶抑制剂的禁忌证后，研究结果证明以下人群应用该类药物获益更大：（1）合并左室肥厚和有心肌梗死病史的患者：血管紧张素转换酶抑制剂通过降低心室前、后负荷，抑制血管紧张素 II 的增生作用和交感神经活性等途径逆转心肌梗死后患者的心室重构，并可轻度逆转心肌肥厚程度和改善舒张功能。

（2）合并左室功能不全的患者：血管紧张素转换酶抑制剂可减轻心脏后负荷，抑制肾素 – 血管紧张素 – 醛固酮系统激活。临床研究显示，血管紧张素转换酶抑制剂能够改善左室功能异常，并降低慢性心力衰竭患者的病死率和复发性心肌梗死的发生风险。

（3）合并代谢综合征、糖尿病肾病、慢性肾脏疾病、蛋白尿或微量白蛋白尿的患者：血管紧张素转换酶抑制剂能够降低肾血管阻力，增加肾脏血流。临床研究证实，血管紧张素转换酶抑制剂能够预防糖尿病患者微量白蛋白尿进展为大量蛋白尿，有效减少尿白蛋白排泄量，延缓肾脏病变的进展。

（4）合并无症状性动脉粥样硬化或周围动脉疾病或冠心病高危的患者：血管

紧张素转换酶抑制剂能够延缓动脉粥样硬化的进展，阻止血管平滑肌细胞的迁移与增生，减少炎性细胞的激活与积聚，并增加一氧化氮和前列环素的生成，拮抗血管紧张素Ⅱ诱导的血小板凝集。

68 血管紧张素转换酶抑制剂的绝对禁忌证有哪些？

绝对禁忌证为：（1）血管紧张素转换酶抑制剂（angiotensin converting enzyme inhibitor，ACEI）既往过敏史、有血管神经性水肿史者：因 ACEI 可引起喉头水肿、呼吸骤停等严重不良反应，危险性大，患者一旦怀疑为血管神经性水肿，应终身避免使用血管紧张素转换酶抑制剂。（2）双侧肾动脉狭窄：肾脏的灌注由入球小动脉和出球小动脉之间的压力差决定。ACEI 类降压药物可同时扩张入球和出球小动脉，但对出球小动脉的作用大于入球小动脉，使用该类药物后，经过肾小球的血液将更快地流出，肾小球囊内压下降，滤过压变小，血液在肾小球内停留时间也变短，从而导致肾小球滤过减少。导致应该滤过清除的物质部分没能及时清除，比如钾离子、尿素、肌酐等，从而使得它们在血液的浓度升高。（3）血钾 > 6.0mmol/L，应严禁使用：机体总钾平衡由饮食摄入钾和机体新陈代谢排出钾相互制衡，肾脏通过增加或减少尿钾的排出维持体内总钾的平衡。服用 ACEI 后，肾小球囊内压下降，滤过压变小，肾小球率过滤下降。由于体内总钾的平衡主要由肾脏调节，肾小球率过滤的下降将导致经尿液排出的钾减少，从而导致血钾升高，另外，ACEI 还可抑制醛固酮的分泌而导致血钾水平升高，对于本就有高钾血症的患者可进一步升高血钾水平而导致严重后果。（4）育龄计划妊娠女性：ACEI 类药物在妊娠的后 2/3 孕期使用可导致新生儿先天性畸形，这一点已是业内共识；但对于前 1/3 孕期是否对胎儿有害，目前仍有争议。最初的一些小样本的研究认为前 1/3 孕期对胎儿无害，但 2006 年《新英格兰医学杂志》发表了对 29 507 例样本的研究，结果显示前 1/3 孕期暴露于 ACEI 可导致新生儿心血管和中枢神经系统畸形的概率增加，认为应当禁用。我国《高血压合理用药指南（第 2 版）》采用了这一研究作为依据，也认为应当禁用。2017 年哈佛大学医学院的研究者在《妇产科学》发表了对 133 万多例样本的调查结果，认为在去除了干扰因素后，前 1/3 孕期暴露于 ACEI 与主要的先天性畸形均无关。然而，为了尽量减少对胎儿的影响，一般建议在妊娠计划 6 个月前停用 ACEI 类药物，换用拉贝洛尔和硝苯地平。（5）左心室流出道梗阻的患者（如主动脉瓣狭窄及梗阻型肥厚性心肌病）不宜使用：ACEI 可以扩张外周血管，降低心脏后负荷，使流出道梗阻加重，使流出道的压力阶差增加，进而增加流出道的梗阻，所以要禁用上述药物。

☞ **69　目前常用的血管紧张素转换酶抑制剂有哪些药？每日起始剂量和最大剂量应为多少？**

血管紧张素转换酶抑制剂	起始剂量（MG）	最大剂量（MG）
卡托普利	25	300
依那普利	2.5	40
贝那普利	5	40
赖诺普利	2.5	40
雷米普利	1.25	20
福辛普利	10	40
西拉普利	1.25	5
培哚普利	4	8
咪哒普利	2.5	10

☞ **70　血管紧张素受体阻断剂的降压机制是什么？**

血管紧张素Ⅱ（AngⅡ）受体主要有血管紧张素Ⅱ1型受体（AT_1）和血管紧张素Ⅱ2型受体（AT_2）两种亚型，AT_1和AT_2受体均为含有360个氨基酸的多肽链，AngⅡ通过AT_1受体介导调节血压、细胞有丝分裂、细胞内钙动员及前列腺素E_2蛋白质的合成。目前进入临床应用的血管紧张素受体阻断剂（Angiotensin receptor blocker，ARB）于1994年首先在瑞典应用于临床，在高血压治疗中的地位日益突出。ARB是作用于肾素-血管紧张素-醛固酮系统（RAAS）的一类降压药物。通过选择性阻断AT_1，进而阻断异常激活的RAAS，阻断了AngⅡ收缩血管、升高血压、促进醛固酮分泌、水钠潴留、交感神经兴奋等作用，从而降低血管平滑肌收缩，减轻血管平滑肌的重塑，抑制交感神经活性，同时增加压力感受器的敏感性达到血压下降及心肾的保护。另一方面，由于AngⅡ合成反馈性增加，血液与组织中AngⅡ水平升高，作用于AT_2，间接使AT_2受体水平增高，通过抑制环磷酸鸟苷（cGMP）而使前列环素（PGI_2）释放，在心肌抑制胶原酶，而达到较好的心脏保护、促进早期肾增殖与分化、扩血管、抗细胞增殖、调节细胞凋亡等作用。ARB作用于AngⅡ受体水平，更充分、更直接地阻断RAAS，避免了"AngⅡ逃逸现象"，具有较好的降压效果。

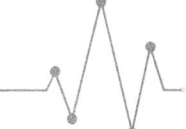

☞ 71 血管紧张素受体阻断剂除具有降压作用外，是否有证据说明具有降低心血管事件发生的作用？

血管紧张素受体阻断剂（Angiotensin receptor blocker，ARB）通过有效拮抗血管紧张素Ⅱ（angiotensinⅠ，AngⅡ）与血管紧张素Ⅱ 1型受体（AT_1）结合引起的各种有害作用，增加了AngⅡ和血管紧张素Ⅱ 2型受体（AT_2）结合所产生的有益效应，同时也使AngⅡ转化为Ang（1-7），发挥心血管保护作用。因此，ARB除了降压作用外，还具有保护心血管和肾脏及改善糖代谢的作用。在欧美国家进行了大量较大规模的临床试验研究，结果显示，ARB可降低有心血管病史（冠心病、脑卒中、外周动脉病）的患者心血管并发症的发生率和高血压患者心血管事件风险。（详见："血管紧张素转换酶抑制剂除了具有降压作用外，是否还有对心血管保护的作用？"）

☞ 72 哪些人群适合应用血管紧张素受体阻断剂？

血管紧张素受体阻断剂除了降压作用外，还具有保护心血管和肾脏及改善糖代谢的作用，其降压药效呈剂量依赖性，但不良反应并不随剂量增加而增加，适用于轻、中、重度高血压患者。在排除血管紧张素受体阻断剂的禁忌证外，有研究证明以下人群应用该类药物获益更大：优先选用的人群包括高血压合并左室肥厚、高血压合并心功能不全、高血压合并心房颤动、高血压合并冠心病、高血压合并糖尿病肾病、高血压合并微量白蛋白尿或蛋白尿、高血压合并代谢综合征的患者。血管紧张素受体阻断剂作用于AngⅡ受体水平，很少发生干咳，因此，还可用于血管紧张素转换酶抑制剂不耐受患者的替代治疗。

☞ 73 血管紧张素受体阻断剂的不良反应和绝对禁忌证有哪些？

在中国医院数字图书馆（CHKD）数据库中，检索出2000—2007年关于血管紧张素Ⅱ受体拮抗剂安全性的临床试验文献25篇，用药者2 715人，结果显示：不良事件发生率为6.7%—34.6%。主要表现为：（1）头痛、头晕。（2）刺激性干咳、血管神经性水肿。从理论上讲，ARB通过选择性阻断AT_1受体而发挥舒张血管、排钠利尿的作用，不影响体内的缓激肽的水平，所以不会引发咳嗽、血管神经性水肿等ACEI所常见的不良反应。但在临床试验及实际用药过程中，ARB导致刺激性干咳与血管神经性水肿的不良反应仍屡有报道，但其发生率比ACEI类抗高血压药稍低，对于某些敏感人群，在使用血管紧张素受体拮抗剂时仍然需要关注此类不良反应。(3)消化系统反应:腹痛及胃肠不适、恶心、肝炎及肝功能升高、胰腺炎等。(4)血液系统反应:紫癜、皮疹等。可能与阻滞 Ang Ⅱ 诱导促红细胞生成素(EPO)释放、降低组织对 EPO 的敏感性有关。某些严重肾功能不全、进行血液透析或紫癜、肾移植的患者服用沙坦类药物有可能导致贫血。(5)神经精神系统反应:味觉异常、反应迟钝等,出现上述症状的原因尚不清楚。(6)泌尿系统:无尿、少尿及肾功能衰竭。出现泌尿系统不良反应者多为肾移植、单肾切除、肾动脉狭窄或患糖尿病的高血压患者。原因可能与 Ang Ⅱ 生成抑制有关。ARB 扩张出球小动脉的作用大于入球小动脉,使肾小球内压降低,肾小球滤过率下降,血肌酐(Scr)升高。在严重脱水、应用利尿剂或非甾体抗炎药、伴有严重心力衰竭或动脉粥样硬化的老年患者以及肾动脉狭窄患者较易发生急性肾功能衰竭,对上述高危人群临床应加以监测。(7)心血管系统反应:以首剂低血压与心动过缓为主要表现,发生率低于 ACEI。首剂低血压多见于心脏病、伴有低血容量或多种降压药联合使用的患者,常无明显临床症状而被忽视。低血压的发生率约为 0.7%—33.3%。与个体对该药的敏感度过高有关。对初次使用该药者,应强调从小剂量开始,缓慢加量,注意个体差异。(8)胎儿的影响:影响胚胎发育、胎儿畸形、子宫内死亡、新生儿肾功能不全和新生儿早期死亡等,禁用于妊娠高血压患者;计划怀孕的妇女应提前换药。(9)血钾升高:长期应用可升高血钾,因此,长期服用血管紧张素受体阻断剂的患者应注意监测血钾及肌酐水平变化。血管紧张素受体阻断剂还可扩张肾小球出球小动脉,导致肾小球滤过率(glome rular fifiltration rate,GFR)下降,肌酐和血钾水平升高,高血钾或双侧肾动脉狭窄患者也严禁使用血管紧张素受体阻断剂。(10)皮肤、骨骼肌肉及全身反应:皮肤瘙痒与皮疹、腰痛、背痛及肌肉疼痛等骨骼肌肉不适等不良反应均有个例报道。同时,一些文献还报道 ARB 类药物可以引发虚弱疲劳、失眠困倦、口干等全身症状。

74 常用的血管紧张素受体阻断剂的每日起始剂量和最大剂量是多少?

血管紧张素受体阻断剂	起始剂量(MG)	最大剂量(MG)
氯沙坦	25	100
缬沙坦	80	160
厄贝沙坦	150	300
替米沙坦	20	80

续表

血管紧张素受体阻断剂	起始剂量（MG）	最大剂量（MG）
坎地沙坦	4	32
奥美沙坦	20	40
阿利沙坦酯	80	240

75 利尿剂的降压作用机制是什么？

利尿剂降压效果好，价格低廉，且可显著降低心血管事件的发生率和总死亡率。在降压治疗中占据重要的地位，用于降压治疗至今已逾半个世纪。因其良好的降压作用，常常作为治疗难治性高血压的基础用药。利尿剂的作用机制各有不同，根据药物作用部位的不同分为以下4类。

（1）碳酸酐酶抑制剂：乙酰唑胺可通过抑制碳酸酐酶，减少近曲小管上皮细胞内 H^+ 的生成，抑制 H^+—Na^+ 交换，促进 Na^+ 排出而产生利尿作用。但由于受近曲小管以下各段肾小管代偿性重吸收增加的影响，该类利尿剂作用弱，现已很少作为利尿药使用。

（2）噻嗪类利尿剂：主要抑制远曲小管的 Na^+—Cl^- 共同转运载体，影响尿液的稀释过程，产生中等强度的利尿作用。

（3）袢利尿剂：选择性地阻断髓袢升支粗段的 Na^+—K^+—$2Cl^-$ 共同转运载体，抑制肾对尿液的浓缩过程，产生强大的利尿作用。

（4）保钾利尿剂：螺内酯通过拮抗醛固酮，间接抑制远曲小管远端和集合管段的钠通道 K^+—Na^+ 交换，排钠保钾而产生低效利尿作用；氨苯蝶啶则直接抑制该段的钠通道而产生利尿作用。阿米洛利可抑制该段的 H^+—Na^+ 交换而排 Na^+。袢利尿剂作用于髓袢升支粗段髓质部，噻嗪类利尿剂作用于远曲肾小管，保钾利尿剂作用在远曲小管和集合管，抑制 Na^+ 重吸收和减少 K^+ 分泌，利尿作用弱。

利尿剂除了利尿、减少血容量起到降压作用外，长期使用时，由于体内的钠排泄增加，血管壁内钠离子较少，减弱了血管平滑肌对升压物质（去甲肾上腺素、血管紧张素等）的反应性，最终使血管扩张，外周阻力下降，血压降低。

76 噻嗪类利尿剂分为哪两类？包括哪些药物？

噻嗪类利尿剂作用于远曲小管始端，减少 NaCl 和水的重吸收，属于中效利尿剂。根据分子结构不同又分为噻嗪型利尿剂（如氢氯噻嗪和苄氟噻嗪）和噻嗪样利尿剂

（如吲达帕胺、氯噻酮、美托拉宗），后者持续作用时间更长。这两类药物除了均具有磺胺基团可抑制碳酸酐酶活性外，其他框架结构均存在很大差异。噻嗪型利尿剂的基本化学结构由苯并噻二嗪环和磺酰胺基组成。噻嗪样利尿剂化学结构不同于噻嗪型利尿剂，但含有磺酰胺基。噻嗪样利尿剂具有扩张血管作用，且为降压的主要作用。

☞ 77 噻嗪类利尿剂的适应证人群有哪些？常见的不良反应有哪些？

噻嗪类利尿剂主要适应人群：大多数无禁忌证的高血压患者的初始和维持治疗；由于老年高血压患者对盐更敏感，且常表现为低肾素活性，因此利尿剂更适合老年高血压患者；另外，难治性高血压患者液体容量负荷重，利尿剂尤其是长效利尿剂的合理应用对血压控制至关重要。心力衰竭是高血压的常见并发症，不论是急性心力衰竭还是慢性心力衰竭失代偿期均伴有水钠潴留，因而心力衰竭也是利尿剂的强适应证；盐敏感性高血压是高血压的一种特殊类型，属于难治性高血压。黑人、老年人、停经女性、糖尿病、肥胖及代谢综合征患者中盐敏感者比例较高。盐摄入＞12g/d 的高血压患者可以考虑优先使用低至中剂量的噻嗪类利尿剂。长期大剂量应用噻嗪类利尿剂单药治疗时需注意其不良反应：电解质紊乱、糖代谢异常、高尿酸血症、体位性低血压等。

☞ 78 噻嗪类利尿剂的禁忌证和慎用人群有哪些？

利尿剂用于高血压的治疗已超过半个世纪，被誉为高血压治疗的"基石"。其价格低廉、疗效可靠，是高血压治疗中的一线药物，亦是联合用药中最常用的药物。但临床应用时需要注意其不良反应，对于一些特殊人群应禁用或慎用。比如：噻嗪类利尿剂能干扰尿酸排出，使血尿酸水平升高，但通常不会导致尿酸蓄积，高尿酸血症患者慎用，但已患痛风的患者则禁用此类药物；长期大剂量应用噻嗪类利尿剂可导致电解质紊乱，50% 噻嗪类利尿剂使用者会发生低血钾，其发生机理与肾脏过度排钾有关，在肾远曲小管，噻嗪类利尿剂抑制 Na^+ 和 Cl^- 的重吸收，发挥利尿作用，但也抑制了 K^+ 的重吸收，容量的减少导致醛固酮的分泌增加，进一步促进 K^+ 的排泄。血钾的丢失程度与利尿剂的种类或使用时间无关，而依赖于剂量，对于低钾血症患者，应慎用；噻嗪类利尿剂可促使远曲小管对钙重吸收增加，在肾功能不全者可能诱发高钙血症，对于重度肾功能不全的患者也应谨慎使用；噻嗪类利尿剂长期大量使用还可引起糖、脂代谢异常，引起血糖升高的机制可能与低血钾可使胰岛素分泌减少、继发性 RAAS 的激活产生胰岛素抵抗有关。因此，糖尿病患者、高脂血症患者谨慎使用；妊娠为相对禁忌证，因孕妇血容量减少对胎儿生长发育不利，故妊娠头 7 个月尽量不用利尿剂，但可用于血容量过高患者。由于噻嗪类利尿剂剂量 – 反应曲线平坦，小剂量即可达到较好降压效果，不良反应呈剂量依赖性，所以噻嗪类利尿剂推荐使用小剂量。在服用期间应密切监测血压、血糖、血脂、尿酸、肾功及电解质情况。

☞ 79 保钾利尿剂有哪些药物？

保钾利尿剂主要有螺内酯、依普利酮、氨苯蝶啶、阿米洛利等，主要作用在远曲小管和集合管。一类以阿米洛利和氨苯蝶啶为代表，抑制远曲小管和集合管的 Na^+—H^+ 共同转运体，抑制 Na^+ 重吸收并减少 K^+ 分泌；其作用不依赖醛固酮，利尿作用弱。另一类以螺内酯和依普利酮为代表，与醛固酮受体结合，通过拮抗醛固酮，竞争性拮抗醛固酮的排钾保钠作用，称为醛固酮受体拮抗剂。间接抑制远曲小管远端和集合管段的钠通道 K^+—Na^+ 交换，排钠保钾而产生低效利尿作用。

☞ 80 保钾利尿剂与血管紧张素受体阻断剂或者血管紧张素转换酶抑制剂联合使用时应注意什么？为什么？

保钾利尿剂如阿米洛利、螺内酯等在利钠排尿的同时不增加钾的排出，血管紧张素转换酶抑制剂是通过竞争性地抑制血管紧张素转换酶，阻断肾素血管紧张素Ⅱ的生成，血管紧张素受体阻断剂通过有效拮抗血管紧张素Ⅱ与血管紧张素Ⅱ 1 型受体结合，所以两药均为肾素 – 血管紧张素 – 醛固酮系统的抑制剂，而醛固酮有保钠排钾的作用，被抑制后就有一定的保钾作用，所以这两类药与保钾利尿剂合用时应注意患者血钾情况，避免高钾出现。

☞ 81 螺内酯的不良反应有哪些？

螺内酯又名安体舒通，为类固醇，是人工合成的甾体化合物和作用强烈的内源性盐类皮质激素醛固酮。低效利尿剂，与醛固酮有类似的化学结构，在远曲小管和集合管的皮质段上皮细胞内与醛固酮竞争结合醛固酮受体，从而抑制醛固酮促进 K—Na 交换的作用，使 Na 和 Cl 排出增多，起到利尿作用，由于本药仅作用于远曲小管和集合管，对肾小管其他各段无作用，故利尿作用较弱。血钾被保留。因此易致高钾血症，尤在肾功能不全或补钾时易发生；同时具有抗雄激素活性，可选择性地破坏睾丸及肾上腺微粒体细胞色素 P450，从而抑制性腺产生雄激素，并能在靶组织处与二氢睾酮竞争受体，减少雄激素对皮脂腺的刺激，所以长期大量应用可出现男性乳房增大，阳痿；女性月经不规则，多毛症，停药后消失。其他的不良反应有低钠血症、胃肠道反应（恶心、呕吐、胃痛、腹泻等），偶见头痛、皮疹、代谢性酸中毒、粒细胞缺乏症等。

☞ 82 各种利尿剂每日的起始剂量和最大剂量是多少？

利尿剂	起始剂量（MG）	最大剂量（MG）
噻嗪类利尿剂		
氢氯噻嗪	6.25	25
氯噻酮	12.5	25
吲哒帕胺	0.625	2.5
吲哒帕胺缓释片		1.5
襻利尿剂		
呋塞米	20	80
托拉塞米	5	10
保钾利尿剂		
阿米洛利	5	10
氨苯蝶啶	25	100
螺内酯	20	60
依普利酮	50	100

☞ 83 β受体阻滞剂的降压机制是什么？哪些高血压患者是β受体阻滞剂的获益人群？

β受体阻滞剂被用于降压治疗已近 60 年，尽管近年来不同的高血压指南对其推荐不一致，目前仍然为不可或缺的降压药物。β受体阻滞剂通过拮抗交感神经系统的过度激活、抑制心肌收缩力、减慢心率、抑制过度的神经激素和肾素 - 血管紧张素 - 醛固酮系统（RAAS）的激活而发挥降压作用，同时还通过降低交感神经张力、预防儿茶酚胺的心脏毒性作用，保护心血管系统。适用于伴快速性心律失常患者，尤其适用于合并心房颤动、窦性心动过速患者，减慢心室率。β受体阻滞剂甚至预防心力衰竭患者发生心房颤动。因其可降低交感活性，有心率加快等交感活性增高表现的高血压患者，可单用或与其他降压药物联用以控制血压。可减少心肌氧耗量、改善心肌缺血和心绞痛症状、减轻室壁张力而减少心肌重构、延长舒张期而改善心肌灌注、减少心血管事件。因此，国内外冠心病指南均指出β受体阻滞剂是治疗冠心病的推荐药物，尤其是合并心绞痛、心肌梗死及心力衰竭患者。另外，β受体阻滞剂有减慢心率和降压的作用，可以减少主动脉病变处的层流剪切力损伤，对于高血压合并主动脉夹层患者建议首选β受体阻滞剂，并建议急性期静脉使用β受体阻滞剂，目标心率<60次/分。

☞ 84 β受体阻滞剂分为几大类？

（1）根据受体选择性不同分类：①非选择性β受体阻滞剂：竞争性阻断$β_1$和$β_2$肾上腺素受体，进而导致对糖脂代谢和肺功能的不良影响；阻断血管上的$β_2$受体，相对兴奋α受体，增加周围动脉的血管阻力。代表药物为普萘洛尔。该类药物在临床已较少应用。②选择性$β_1$受体阻滞剂：特异性阻断$β_1$肾上腺素受体，对$β_2$受体的影响相对较小。代表药物为比索洛尔、美托洛尔和阿替洛尔，是临床常用的β受体阻滞剂。③兼有$α_1$受体阻滞作用的β受体阻滞剂：能通过阻断$α_1$受体，产生周围血管舒张作用，此类药物具有β和α受体双重阻滞作用，因此能部分抵消彼此的不良反应，减少或消除由于β受体阻断而导致的外周血管收缩和糖脂代谢。奈必洛尔通过激动$β_3$受体而增强一氧化氮的释放，产生周围血管舒张作用，代表药物为阿罗洛尔、卡维地洛、拉贝洛尔。

（2）根据药代动力学特征分类：①脂溶性β受体阻滞剂：如美托洛尔，组织穿透力强，半衰期短。进入中枢神经系统，可能是导致该药中枢不良反应的原因之一。②水溶性β受体阻滞剂：如阿替洛尔，组织穿透力较弱，很少通过血–脑脊液屏障。③水脂双溶性β受体阻滞剂：如比索洛尔、阿罗洛尔，既有水溶性β受体阻滞剂的首过效应低的特点，又有脂溶性β受体阻滞剂口服吸收率高的优势，中度透过血–脑脊液屏障。

（3）按内源性拟交感活性分类：①有内源性拟交感活性：内源性拟交感活性指有些受体阻断药与受体结合后除能阻断受体外，对受体具有部分激动作用，代表药物为吲哚洛尔、拉贝洛尔；②无内源性拟交感活性：如普萘洛尔、阿替洛尔、美托洛尔、比索洛尔，奈比洛尔、阿罗洛尔、卡维地洛。一般认为，高选择性、脂溶性、无内源性拟交感活性的β受体阻滞剂更适合高血压。

85 β受体阻滞剂慎用人群和应用的禁忌证有哪些？

在高龄老年高血压治疗中，此药在降低心率的同时还有可能增加中心动脉压和主动脉压力增强指数等。心率＜80次/分的老年人慎用此类药物；非选择性β受体阻滞剂竞争性阻断$β_1$和$β_2$肾上腺素受体，进而导致对糖脂代谢和肺功能的不良影响，因此肥胖者、糖代谢异常者、严重慢性阻塞性肺疾病患者慎用；阻断血管上的$β_2$受体，相对兴奋α受体，增加周围动脉的血管阻力，可致外周血管收缩，间歇性跛行者慎用；脂溶性β受体阻滞剂组织穿透力强，半衰期短，进入中枢神经系统，可能是导致该药中枢不良反应的原因之一，卒中倾向的患者也应谨慎使用。因此，老年人、肥胖者、糖代谢异常者、脑卒中、间歇跛行及严重慢性阻塞性肺病患者等人群不适宜首选β受体阻滞剂。禁用于合并支气管哮喘、二度及以上房室传导阻滞及严重心动过缓的高血压患者。

86 常用的β受体阻滞剂的每日起始剂量和最大剂量是多少？

品种	起始剂量（MG）	最大剂量（MG）
β受体阻滞剂		
比索洛尔	2.5	10
美托洛尔平片	50	100
美托洛尔缓释片	47.5	190
阿替洛尔	12.5	50
普萘洛尔	20	90
倍他洛尔	5	20
α、β受体阻滞剂		
拉贝洛尔	200	600
卡维地洛	12.5	50
阿罗洛尔	10	20

87 α受体阻滞剂的降压作用机制是什么？临床常用的有哪些药物？

α受体阻滞剂已经用于临床多年。一般不作为治疗高血压的一线药物，但因该药的最大优点是没有明显的代谢不良反应，所以对于合并相关疾病的高血压患者是一个很好的备选。α受体为传出神经系统受体，α受体阻滞剂可以选择性地与α肾上腺素受体结合，其本身不激动或较弱激动肾上腺素受体，能阻滞相应的神经递质及药物与α受体结合，产生抗肾上腺素作用，从而达到降压的目的。目前临床常用的主要是作用于外周的α受体阻滞剂包括特拉唑嗪、哌唑嗪、多沙唑嗪、乌拉地尔等。

88　α受体阻滞剂适用于哪些高血压患者？

（1）高血压伴前列腺增生患者。

（2）难治性高血压患者。对于利尿剂、β受体阻滞剂、钙离子拮抗剂、血管紧张素转换酶抑制剂、血管紧张素受体阻断剂等足量或联合应用后，仍不能满意控制血压的难治性高血压患者，可考虑联合应用选择性$α_1$受体阻滞剂。

（3）嗜铬细胞瘤患者的降压治疗。需要注意的是，与β受体阻滞剂联合用于嗜铬细胞瘤患者降压治疗时，应注意用药顺序：先使用α受体阻滞剂，后使用β受体阻滞剂。停药顺序为：先停用β受体阻滞剂，后停用α受体阻滞剂。

（4）作为筛查原发性醛固酮增多症患者洗脱期降压药物使用。行肾素检查前需停用利尿剂4周，停用β受体阻滞剂、钙离子拮抗剂、血管紧张素转换酶抑制剂、血管紧张素受体阻断剂2周，停药期间可以选择α受体阻滞剂作为降压药物。

89　α受体阻滞剂常见的不良反应有哪些？服药期间应注意什么？

2003年前《欧洲高血压指南》中，α受体阻滞剂还位于一线降压药物，但在2007年和2013年《欧洲高血压指南》及JNC 8中，α受体阻滞剂已退出一线降压药物之列。所以，α受体阻滞剂一般不作为高血压的一线降压药物，对于利尿剂、钙离子拮抗剂、血管紧张素转换酶抑制剂、血管紧张素受体阻断剂等足量应用后，仍不能满意控制血压的患者，可考虑联合应用α受体阻滞剂。由于α受体阻滞剂常见恶心、呕吐、腹痛等胃肠道症状，所以高血压合并胃炎、溃疡病患者慎用。α受体阻滞剂在应用过程中可能出现体位性低血压，建议患者初始用药时于睡前服用。服药过程中需监测立位血压，预防体位性低血压的发生。

90　肾素抑制剂的降压作用机制是什么？除了降压是否还具有其他的作用？

肾素又称血管紧张素形成酶或血管紧张素原酶，为一天门冬氨酸蛋白水解酶，主要由肾小球近球细胞合成与分泌，局部组织也可合成，具有明显的种属特异性。经肾素的作用，血管紧张素原的N端被切断，从而生成具有活性的十肽-血管紧张素Ⅰ AT$_1$（Ang Ⅰ），继而经血管紧张素转化酶（ACE）的作用生成八肽的血管紧张素Ⅱ（Ang Ⅱ），后者与血管紧张素受体（AT$_1$）结合，导致血管收缩，引起高血压。直接肾素抑制剂（DR Ⅰ）对肾素具有高选择性，作用于RAAS通路的起始点，作用机制是直接抑制肾素，继而减少血管紧张素Ⅱ的产生，可显著降低高血压患者的血压水平，同时避免了ACEI、ARB类降压药对肾素释放的负反馈调节作用，"Ang Ⅱ逃逸"现象以及影响缓激肽和P物质的降解而导致咳嗽、血管性水肿等不良反应，故其在疗效和副作用方面亦与这两类作用于RAAS抗高血压药物有所不同。以其为靶点的药物研发始于20世纪60年代，随后20年的大量研究集中在拟肽类抑制剂上并发现了一些活性化合物，但这些化合物由于分子质量大、口服生物利用度低、体内清除速率快、生产费用高等因素而不具有成药性。到20世纪90年代中期，大量非肽类肾素抑制剂相继被报道，直至2007年，Novartis公司开发的抗高血压药阿利克仑（aliskiren）成为首个上市的DRI。阿利吉仑是第一个有效的非肽类、低分子量口服的DRI，研究显示，除发挥降压作用的同时，可减轻高血压患者的左心室肥厚，降低心衰患者的脑利钠肽水平，减少或减轻蛋白尿的产生，对心血管、肾脏等器官有保护作用。

☞ 91 肾素抑制剂的不良反应有哪些？

以阿利吉仑为例，最常见的不良反应包括头痛（5.8%）、鼻咽炎（2.6%）和腹泻（1.4%）。在少数病例中，阿利吉仑可引起受试者咳嗽（1.1%），与ACEIs相比，咳嗽发生率是雷米普利或赖诺普利的约1/3到1/2。联合ACEI或ARB对治疗糖尿病和肾功能不全患者带来的心肾终点事件，结果显示无明显益处且不良反应增多，发生更多的非致死性卒中、肾脏并发症、高血钾和低血压等不良反应，因此不推荐ACEI或ARB类药物与阿利吉仑联用。

☞ 92 降压药物联合应用的原则是什么？举例说明。

两药联合时，降压作用机制应具有互补性，同时具有相加的降压作用，并可互相抵消或减轻不良反应。例如，在应用血管紧张素转换酶抑制剂或血管紧张素受体阻断剂基础上加用小剂量噻嗪类利尿剂，降压效果可以达到甚至超过将原有的血管紧张素转换酶抑制剂或血管紧张素受体阻断剂剂量倍增的降压幅度。又如，钙离子拮抗剂主要作用于血管平滑肌细胞上的钙离子通道，阻断钙离子进入平滑肌细胞内，从而扩张血管、降低血压；血管紧张素转换酶抑制剂抑制血管紧张素转化酶，减少血管紧张素Ⅱ的产生，引起血管舒张、醛固酮合成及分泌减少，血压下降；两药联合增强降压疗效，但钙离子拮抗剂增强毛细血管前血管舒张，患者长期服用后有踝部水肿现象，而血管紧张素转换酶抑制剂增强毛细血管后血管舒张，就减少了水肿的出现，可减轻不良反应。

93 什么情况下降压药物需要联合使用？

高血压的发病机制非常复杂，涉及多种因素，如交感神经系统激活、肾素－血管紧张素－醛固酮系统兴奋、钠水潴留、内皮功能紊乱、胰岛功能抵抗等，几种因素集于一位病体的现象经常存在。而目前的五大类降压药物，各自仅针对一种发病机制，对于多种混杂因素的病人若只用一种机制的降压药物，自然只能起部分降压作用。而不同机制的降压药物联合使用，药物间有生理学和药理学上的协同作用，与单药治疗相比不仅增加疗效，且互相抵消副反应，可给患者带来更大的获益。当血压≥160/100mmHg或高于目标血压20/10mmHg的高危人群，往往初始治疗即需要应用2种降压药物。如血压超过140/90mmHg，也可考虑初始小剂量联合降压药物治疗。如仍不能达到目标血压，可在原药基础上加量，或可能需要3种甚至4种以上降压药物。更多的循证医学研究为联合治疗获益提供了依据，比如更高的血压控制率及达标率以及更多的心脑血管患者获益，降压药物的联合为高血压的治疗提供了新的方法，符合高血压治疗学的发展，也得到了各国高血压指南的推荐。

94 2018年《中国高血压防治指南》推荐的降压药物联合应用的方案有哪些？

（1）血管紧张素转换酶抑制剂或血管紧张素受体阻断剂＋噻嗪类利尿剂：血管紧张素转换酶抑制剂和血管紧张素受体阻断剂可使血钾水平略有上升，能拮抗噻嗪类利尿剂长期应用所致的低血钾等不良反应。血管紧张素转换酶抑制剂或血管紧张素受体阻断剂＋噻嗪类利尿剂合用有协同作用，有利于改善降压效果。

（2）二氢吡啶类钙离子拮抗剂＋血管紧张素转换酶抑制剂或血管紧张素受体阻断剂：钙离子拮抗剂具有直接扩张动脉的作用，血管紧张素转换酶抑制剂或血管紧张素受体阻断剂既扩张动脉又扩张静脉，故两药合用有协同降压作用。二氢吡啶类钙离子拮抗剂常见的不良反应为踝部水肿，可被血管紧张素转换酶抑制剂或血管紧张素受体阻断剂减轻或抵消。血管紧张素转换酶抑制剂或血管紧张素受体阻断剂也可部分阻断钙离子拮抗剂所致反射性交感神经张力增加和心率加快的不良反应。

（3）二氢吡啶类钙离子拮抗剂+噻嗪类利尿剂。

（4）二氢吡啶类钙离子拮抗剂+β受体阻滞剂：钙离子拮抗剂具有扩张血管和轻度增加心率的作用，恰好抵消β受体阻滞剂的缩血管及减慢心率的作用。两药联合可使不良反应减轻。

95 2018年《中国高血压防治指南》推荐的优化联合降压方案有哪些？

临床主要推荐应用的优化联合治疗方案是：二氢吡啶类钙离子拮抗剂+血管紧张素受体阻断剂；二氢吡啶类钙离子拮抗剂+血管紧张素转换酶抑制剂；血管紧张素受体阻断剂+噻嗪类利尿剂；血管紧张素转换酶抑制剂+噻嗪类利尿剂；二氢吡啶类钙离子拮抗剂+噻嗪类利尿剂；二氢吡啶类钙离子拮抗剂+β受体阻滞剂。

96 除了《中国高血压防治指南》推荐的优化联合降压方案外，哪些联合方案也是可以应用的？

可以考虑使用的联合治疗方案是：利尿剂+β受体阻滞剂；α受体阻滞剂+β受体阻滞剂；二氢吡啶类钙离子拮抗剂+保钾利尿剂；噻嗪类利尿剂+保钾利尿剂。

97 没有常规推荐但可应用于某些特殊人群的联合降压方案有哪些？

不常规推荐但必要时可慎用的联合治疗方案是：血管紧张素转换酶抑制剂+β受体阻滞剂；血管紧张素受体阻断剂+β受体阻滞剂；血管紧张素转换酶抑制剂+血管紧张素受体阻断剂；中枢作用药+β受体阻滞剂。联合用药的原则是增强效果，之所以不常规推荐，主要有以下几种情况：这些降压药物联合后不能进一步加强降压疗效，部分降压机制重合或增加用药风险。比如血管紧张素转换酶抑制剂（ACEI）与β受体阻断剂联用：β受体阻断剂降低交感神经活性，也可以抑制肾素血管紧张素系统，与ACEI降压机制重叠，并且降压效果没有加强，所以不推荐联用。但目前从靶器官保护的角度来讲，β受体阻断剂与ACEI是目前推荐用于高血压合并冠心病或心力衰竭的标准治疗，ACEI对糖代谢的有利作用可能抵消β受体阻断剂潜在的对糖代谢的不利影响。但在心衰治疗中，β受体阻滞剂与被称为心力衰竭治疗"基石"的ACEI联合使用，是具有里程碑意义的心衰治疗常规方案。再比如ACEI类与ARB类多数情况下不推荐两者联合，但从作用机制上看，联合应用还是能够进一步增强RAAS的阻滞程度的，ACEI阻断经典的RAS活化通路及延缓缓激肽的代谢，而 ARB 则从受体水平拮抗 Ang Ⅱ 的效应。2010 年有文献缬沙坦联合贝那普利治疗慢性心力衰竭的疗效观察，结果显示联合用药组具有更好的疗效。

98 三种降压药物以上的联合怎样组合比较好？

三药联合的方案：在上述各种两药联合方式中加上另一种降压药物便构成三药联合方案，其中二氢吡啶类钙离子拮抗剂 + 血管紧张素转换酶抑制剂（或血管紧张素受体阻断剂）+ 噻嗪类利尿剂组成的联合方案最为常用。钙离子拮抗剂具有直接扩张动脉的作用，血管紧张素转换酶抑制剂或血管紧张素受体阻断剂既扩张动脉，又扩张静脉，故两药合用有协同降压作用。二氢吡啶类钙离子拮抗剂常见的不良反应为踝部水肿，可被血管紧张素转换酶抑制剂或血管紧张素受体阻断剂减轻或抵消。血管紧张素转换酶抑制剂或血管紧张素受体阻断剂也可部分阻断钙离子拮抗剂所致反射性交感神经张力增加和心率加快的不良反应。血管紧张素转换酶抑制剂和血管紧张素受体阻断剂可使血钾水平略有上升，能拮抗噻嗪类利尿剂长期应用所致的低血钾等不良反应。同时，利尿剂也可减轻踝部水肿等钙离子拮抗剂常见的不良反应，因此，在单药或双药联合仍不能控制血压的情况下，可采用三种不同作用机制的药物协同降压，既增强降压效果又相互抵消不良反应。

99 四种降压药物的联合常用于什么情况？请举例说明怎样联合。

四种药联合的方案主要适用于难治性高血压患者，可以在上述三药联合基础上加用第 4 种药物：β 受体阻滞剂、醛固酮受体拮抗剂、氨苯蝶啶、可乐定或 α 受体阻滞剂等。例如，二氢吡啶类钙离子拮抗剂 + 血管紧张素转换酶抑制剂（或血管紧张素受体阻断剂）+ 噻嗪类利尿剂 +β 受体阻滞剂：钙离子拮抗剂具有扩张血管和轻度增加心率的作用，恰好抵消 β 受体阻滞剂的缩血管及减慢心率的作用；血管紧张素转换酶抑制剂和血管紧张素受体阻断剂可使血钾水平略有上升，能拮抗噻嗪类利尿剂所致的低血钾风险；钙离子拮抗剂具有直接扩张动脉的作用，血管紧张素转换酶抑制剂或血管紧张素受体阻断剂既扩张动脉又扩张静脉，二氢吡啶类钙离子拮抗剂常见的不良反应为踝部水肿，可被血管紧张素转换酶抑制剂或血管紧张素受体阻断剂以及利尿剂减轻或抵消。血管紧张素转换酶抑制剂或血管紧张素受体阻断剂、β 受体阻滞剂也可部分阻断钙离子拮抗剂和利尿剂所致反射性交感神经张力增加和心率加快的不良反应。

100 单片复方制剂的优势和缺点有哪些？

2018 年版《ESC/ESH 高血压管理指南》也首次将单片复方制剂（SPC）作为高血压一线治疗的首选方案。近年来，SPC 在降压治疗中的应用得到各国指南的重视，2018 年修订版《中国高血压防治指南》对血压＞140/90mmHg 的患者也推荐起始联合治疗（Ⅰ级推荐），联合治疗（包括 SPC）的地位可见一斑。单片复方制剂是由不同作用机制的两种或两种以上的降压药组成。与随机组方的降压联合治疗相比，其优点是使用方便，可改善治疗的依从性及疗效，降低医疗成本，是联合治疗的新趋势。应用时注意其相应组成成分的禁忌证或可能的不良反应。如果患者服用 SPC 出现不良反应，对甄别单片药物中哪一种成分导致的不良反应，可能会增加不确定性；另外，SPC 剂量固化，如需根据血压调整剂量时，较自由联合可能不够灵活。

101 我国传统的单片复方制剂有哪些？

在 20 世纪 60 年代，我国很多高血压患者就开始服用传统的单片复方制剂，包括复方利血平（复方降压片）、复方利血平氨苯蝶啶片、珍菊降压片等。复方利血平片是一种复方制剂，由利血平、氢氯噻嗪、维生素 B_6、泛酸钙、三硅酸镁、氯化钾、维生素 B_6、硫酸双肼屈嗪、盐酸异丙嗪等成分组成。因降压作用明显，价格较为低廉，目前在基层仍广泛使用。根据患者个体情况，如果使用该药物能有效控制血压，且无较明显不适者也可继续服用，但目前治疗高血压的一线用药并不包括该药物，虽然以上几种成分联合应用有显著的协同血压作用，但药物随着成分的增多，药物间的相互作用也是成倍增加，并且也无复方利血平药物相互作用的研究资料，长期使用导致胃溃疡等消化性溃疡、精神抑郁、高尿酸血症的风险还是很大的。但是，因为其较强的降压效果，在一些难治性高血压的治疗中还是占有一席之地。

102 在我国上市的新型的单片复方制剂有哪些？

近年来，"强化、优化、简化"降压理念深入人心，研发单片复方制剂正是降压理念的体现，也得到各国高血压防治指南青睐。目前我国上市的新型的单片复方制剂主要包括：血管紧张素转换酶抑制剂＋噻嗪类利尿剂，血管紧张素受体阻断剂＋噻嗪类利尿剂；二氢吡啶类钙离子拮抗剂＋血管紧张素受体阻断剂，二氢吡啶类钙离子拮抗剂＋血管紧张素转换酶抑制剂，二氢吡啶类钙离子拮抗剂＋β受体阻滞剂，噻嗪类利尿剂＋保钾利尿剂等。

103 什么是RDN？2018年《中国高血压防治指南》如何评价这种治疗方法？

血压受多种神经内分泌因素调节，交感神经系统在循环和代谢调控中主要通过调节水钠潴留、增加肾素释放及改变肾血流等机制发挥作用，从而在高血压的发生和发展过程中起重要作用。肾脏交感神经系统由沿肾动脉走行的肾传入神经及传出神经组成，二者均位于肾动脉血管壁外膜的脂肪层中，因此鉴于肾脏传入和传出交感神经在血压调控中的重要作用，经导管射频消融去肾交感神经术即是人们发明的选择性地去除肾交感神经支配的手术方法。RDN（renal sympathetic denervation），全称为经导管射频消融去肾交感神经消融术，是指通过介入微创技术经皮沿股动脉将射频消融导管送入肾动脉，在血管造影机的指导下释放射频能源，消融肾动脉外膜壁上的肾脏传入和传出交感神经，阻断肾交感神经激活的通路，减少去甲肾上腺素及血管紧张素的释放以达到降低交感神经活性从而降低血压的目的。

从2009年krum的文章发表揭开RDN的神秘面纱到全世界掀起RDN广泛研讨和追捧，再到2014年simplicity 3的滑铁卢，短短5年，RDN经历了似乎从生到死的过程，但是2015年先后又有波科公司开始新的研究和Medtronic公司宣布重启研究，似乎又看到了曙光。2018年《中国高血压防治指南》对其评价：目前有关RDN治疗难治性高血压的疗效和安全性方面的证据仍不充足，因此该方法仍处于临床研究阶段。临床研究上需要重视筛选标准、手术医师技术水平、RDN仪器改进和提高等，近年来RDN的新器械在不断发展，有望更可靠地阻断肾神经。因此，RDN该何去何从，是简单的摒弃，还是继续研究，仍然值得我们深思和探讨。

调脂治疗相关问答

104 是否所有高血压患者都应该应用他汀类药物？高血压患者应用他汀类药物的适应证有哪些？

目前临床研究证据证实他汀类药物不仅能有效降低血脂水平，而且能显著降低高血压合并血脂异常患者的全因死亡率及心血管事件的风险。随机对照临床试验的研究结果表明，低-中等强度他汀用于高血压合并血脂异常患者的一级预防安全有效。

高血压患者是否需要他汀类药物依据患者所处的危险层级不同而确定，并非所有的高血压患者都需要应用他汀类药物。

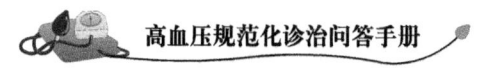

2018年《中国高血压防治指南》指出，高血压患者有下列情况时，应考虑应用他汀类药物：

（1）合并≥1种代谢性危险因素，或伴靶器官损害；
（2）合并心、脑、肾、血管等临床疾病。

☞ 105　什么是心血管疾病的一级预防和二级预防？

了解心血管疾病的一级预防和二级预防对预防心血管疾病有重要意义，心血管疾病的一级预防指疾病尚未发生或疾病处于亚临床阶段时采取预防措施，控制或减少心血管疾病危险因素，预防心血管事件，减少群体发病率。

心血管疾病的二级预防指对已经发生冠心病或其他动脉粥样硬化性血管疾病的患者采取的预防措施。目的是改善症状，防止病情进展，改善预后，降低病死病残率，同时防止疾病的复发。

☞ 106　高血压患者应于什么情况下应用低强度他汀？不同的他汀推荐剂量分别是多少？

高血压患者应用他汀类药物作为一级预防时可以采用低强度他汀，不同他汀的推荐剂量如下：辛伐他汀 10mg/d；洛伐他汀 20mg/d；阿托伐他汀 5mg/d。

☞ 107　高血压患者应于什么情况下应用中等强度他汀？不同的他汀推荐剂量分别是多少？

高血压患者应用他汀类药物作为二级预防时可以采用中等强度他汀，不同他汀的推荐剂量如下：辛伐他汀 20—40mg/d；洛伐他汀 40mg/d；阿托伐他汀 10—20mg/d；瑞舒伐他汀 5—10mg/d；氟伐他汀 80mg/d；匹伐他汀 2—4mg/d；普伐他汀 40mg/d。

抗血小板治疗相关问答

☞ 108　高血压患者在哪些情况下应该积极应用抗血小板药物？

阿司匹林在临床应用的目的主要是预防血栓性疾病的发生，但应用不当其弊会大于益，高血压患者有下列情况时可以应用阿司匹林。

（1）合并 ASCVD 患者；

（2）合并血栓症急性发作，如急性冠脉综合征、缺血性脑卒中或短暂性脑缺血、闭塞性周围动脉粥样硬化症时。

☞ 109 哪些人群应用抗血小板治疗可以起到一级预防作用？这些人群一级预防阿司匹林的推荐剂量是多少？

以下人群尚未出现心血管疾病，但未来发生心血管疾病的风险较高，如高血压伴有糖尿病、高血压伴慢性肾病、50—69岁心血管高风险者（10年心血管总风险≥10%或高血压合并3项及以上其他危险因素），为预防心血管疾病的发生，2018年《中国高血压防治指南》建议可用阿司匹林75—150mg/d进行一级预防。

☞ 110 小剂量阿司匹林不能耐受时可以换成哪种药物？剂量是多少？

由于个体对阿司匹林的耐受性不同，即使小剂量阿司匹林如每天服用75—150mg也有出现皮下出血、鼻出血、牙龈出血、胃肠道出血、胃溃疡加重等情况，当患者不能耐受小剂量阿司匹林而又需要抗凝预防血栓性疾病时，可更换为氯吡格雷75mg/d代替。

☞ 111 高血压患者的血压控制在什么程度应用阿司匹林？为什么？

高血压患者应用阿司匹林的目的是有效预防血栓性心血管疾病的发生，但血压较高未得到有效控制时，有可能增加出血性疾病的风险，2018年《中国高血压防治指南》建议，当血压控制至＜150/90mmHg后开始应用阿司匹林，以避免增加脑出血风险。

☞ 112 肠溶阿司匹林怎样服用可以减轻胃肠道反应？

非肠溶的阿司匹林达到胃内后在酸性胃液作用下会崩解，引起胃肠道刺激甚至引发胃肠道出血，是阿司匹林常见的副作用，餐后服用可以减少这种副作用。目前肠溶阿司匹林外有一层耐酸的包衣，服下后可以顺利通过胃内酸性环境不被溶解，到达小肠碱性环境缓慢释放吸收。若饭中或者饭后服用会使阿司匹林与食物混合，在胃内停留的时间延长，在胃内释放阿司匹林药物会出现阿司匹林的胃肠道副作用。空腹服用缩短胃内停留时间，顺利到达肠道吸收。所以建议肠溶阿司匹林空腹服用。

☞ **113 哪些高血压患者应用阿司匹林前应采取预防消化道出血的措施？怎样预防？**

有胃肠疾病或者出血风险的患者服用阿司匹林应该做好预防出血的措施，如：
（1）患有溃疡病及其并发症等消化道疾病史；
（2）65岁以上；
（3）同时服用皮质类固醇、抗凝药、非甾体类抗炎药等。

有效的预防出血发生的措施包括：
（1）筛查、治疗幽门螺杆菌感染；
（2）预防性应用质子泵抑制剂；
（3）联合抗栓药物的方案合理化。

☞ **114 哪些高血压患者应慎用、禁用阿司匹林？什么情况下应立即停用阿司匹林？**

以下情况应用阿司匹林会增加疾病的严重程度甚至危及患者的生命安全，不应使用阿司匹林，如合并活动性胃溃疡、严重肝病、肾衰、出血性疾病患者，如果病情非用不可需要非常谨慎，严密观察。如出现严重胃肠出血者应立即停用阿司匹林。

高血压合并心房纤颤相关问答

☞ **115 高血压合并房颤的患者推荐首选什么类型的降压药物？**

高血压是发生房颤的重要危险因素。高血压患者合并以下情况容易导致房颤的发生，如合并左心房增大、左心室肥厚、心功能降低，此种情况推荐使用肾素-血管紧张素-醛固酮系统（RAS）抑制药物（尤其ARB），以减少房颤的发生。心室率较快者，可以用β受体阻滞剂。

☞ **116 对于高血压合并房颤的患者，2018年《中国高血压防治指南》建议抗凝药物应用的原则及注意事项是什么？**

凡具有血栓栓塞危险因素的高血压合并房颤患者，应根据CHA2DS2-VaSc评分，在国际标准化比值（INR）指导下使用口服抗凝剂华法林，将INR控制在2.0—3.0，在初始或调整华法林治疗剂量时应给予特别考虑和注意，以保证疗效并避免出现不良反应。

高血压随访相关问答

117　高血压患者随访的内容应该包括什么？

大部分高血压患者需要终身服用降压药物，以最大限度地预防心脑血管并发症的发生，所以高血压患者的随访非常重要。为确保高血压患者血压控制于目标水平，每次随访时应该测量血压和（或）做动态血压检查，了解血压数值及是否达标，询问服药依从性，根据血压波动及药物不良反应进行治疗方案的调整，嘱患者按时服药，指导并强调患者改善生活方式，坚持长期治疗，不随意停药，不随意更改治疗方案。

118　2018年《中国高血压防治指南》建议高血压患者随访的间隔时间是多少？

不同级别的高血压患者随访的时间间隔要求也不同。

（1）正常高值或高血压1级，危险分层属低危、中危或仅服1种药物治疗者，每1—3个月随诊1次；

（2）新发现的高危及较复杂病例随诊时间间隔应短一些，高危患者血压未达标或临床有症状者可考虑2—4周随诊1次；

（3）血压达标且稳定者，每月1次或者延长随访时间；

（4）对使用了至少3种降压药但血压仍不达标者，应将患者转至高血压专科诊治。

总之，危险程度较低或者血压控制稳定的患者随访间隔时间可以长些，血压不稳定或者不容易控制的患者，随访间隔时间短些。

119　高血压患者随诊时应该做哪些记录？

为长期观察随访高血压患者的血压以及相关情况，能联系到患者，需要随诊时建立随诊病历，社区医院要建立病人随诊档案。随诊病历上应记录每次就诊时的血压和心率，记录与血压相关的症状、药物剂量、种类及不良反应。

老年高血压相关问答

120 2018年《中国高血压防治指南》中什么年龄的人为老年人？老年高血压患病率是多少？

2018年《中国高血压防治指南》中老年人的年龄：年龄≥60岁为老年人。城市老年高血压患病率为60.6%，农村为57.0%。

121 老年高血压的特点有哪些？

随着年龄的增长、动脉硬化的加重以及血压调节机制的减退，老年高血压患者有如下特点：

（1）收缩压增高，脉压增大，单纯收缩期高血压是老年高血压最常见的类型，占老年高血压的60%—80%，大于70岁高血压人群中，可达80%—90%。收缩压增高明显增加卒中、冠心病和终末期肾病的风险。

（2）血压波动大，由于血压调节能力下降，老年人的血压水平容易受各种因素，如体位、进餐、情绪、季节或温度等影响，称为异常血压波动。最常见的为体位性低血压、卧位高血压、餐后低血压及血压昼夜节律异常率增高。

（3）白大衣高血压和假性高血压增多，老年高血压患者伴有严重动脉硬化时，可出现袖带加压时难以压缩肱动脉，所测血压值高于动脉内测压值的现象，称为假性高血压。通过无创中心动脉压检测可获得相对较为准确的血压值。假性高血压发生率随年龄增长而增高。

（4）常与冠心病、心力衰竭、脑血管疾病、肾功能不全、糖尿病等并存，血压控制达标的难度较大。

122 是否有研究结果证实在≥80岁的老年人中降压治疗可以获益？

有研究结果显示（HYVET研究），在≥80岁的老年人中进行降压治疗可显著减少卒中30%，减少全因死亡21%，减少心力衰竭64%，减少心血管事件34%。但老年人对降压药物的反应个体差异较大，初始降压药物剂量应从小剂量开始，密切观察降压疗效，逐步增加剂量。

123 不同年龄的老年人启动降压治疗的血压水平分别是多少？

不同年龄的老年人开始应用降压药物的血压水平有所不同，年龄越大启动降压药物的血压水平越高，2018年《中国高血压防治指南》建议：

（1）65—79岁的普通老年人，血压≥150/90mmHg时应开始药物治疗，≥140/90mmHg时可考虑药物治疗；

（2）≥80岁的老年人，收缩压≥160mmHg时开始药物治疗。

《中国老年高血压管理指南2019》指出：

（1）年龄≥65岁，血压≥140/90mmHg，在生活方式干预的同时启动降压药物治疗；

（2）年龄≥80岁，血压≥150/90mmHg，即启动降压药物治疗；

（3）经评估确定为衰弱的高龄高血压患者，血压≥160/90mmHg，应考虑启动降压药物治疗。

124 不同年龄的老年人降压的目标值分别是多少？是否所有老年人收缩压不能低于130mmHg？

老年高血压患者主要表现为单纯收缩期高血压，所以降压目标值主要关注收缩压的数值。衰弱和多种病并存的患者目标值一定个体化。

（1）65—79岁的老年人，首先应降至＜150/90mmHg，如果能耐受，可进一步降至＜140/90mmHg；

（2）≥80岁的老年人应降至＜150/90mmHg。

（3）并非所有老年人收缩压不能低于130mmHg，若患者耐受良好，可继续治疗而不必调整降压方案。

125 颈动脉狭窄和衰弱的老年人应用降压药物控制血压时应注意什么？

颈动脉狭窄程度＞75%时，中枢血流灌注压下降，降压过度可能增加脑缺血风险，降压应以避免脑缺血症状出现为原则，适当放宽目标血压值，目标值要个体化；衰弱的高龄老年人降压速度不宜过快，降压水平不宜过低，目标值应根据患者对降压药物及血压水平的耐受情况而定。

126 老年高血压可以首选哪些降压药物单用或者联合？

原则上几大类型的降压药物若无禁忌证均可首选用于控制老年人的高血压。2018 年《中国高血压防治指南》指出，利尿剂、二氢吡啶类钙拮抗剂、血管紧张素转化酶抑制剂和血管紧张素受体阻滞剂均可单用或联合应用控制老年高血压。特别指出，如果没有并存疾病（冠心病，心衰）的老年高血压不宜首选 β 受体阻滞剂。但对于体质较好、交感活性较高的老年高血压患者，可以首选 β 受体阻滞剂控制血压。

127 各类降压药物应用在老年高血压患者时有哪些注意事项？

（1）利尿剂的应用：主要是噻嗪类利尿剂，属于中效利尿剂。根据分子结构又可分为噻嗪型（如氢氯噻嗪）和噻嗪样利尿剂（如吲达帕胺）。保钾利尿剂属于弱效利尿剂，分为两类：一类为醛固酮受体拮抗剂，代表药物包括螺内酯和依普利酮；另一类作用不依赖醛固酮，代表药物包括氨苯蝶啶和阿米洛利。利尿剂尤其适合老年高血压、难治性高血压、心力衰竭合并高血压和盐敏感性高血压等患者。利尿剂单药治疗推荐使用小剂量。利尿剂可能降低糖耐量，诱发低血钾、高尿酸和血脂异常，需从小剂量开始，逐渐增加至最大剂量。

（2）α 受体阻滞剂可用于伴良性前列腺增生或难治性高血压患者的辅助用药，但高龄患者及有体位血压变化的老年人应注意体位性低血压的发生。

（3）尽量选择长效降压药物：尽可能使用 1 次 / 天、24 小时持续降压作用的长效药物，有效控制夜间和清晨血压。

（3）联合用药：若单药治疗疗效不满意，可采用两种或多种低剂量降压药物联合治疗以增加降压效果，单片复方制剂有助于提高患者的依从性。

（4）降压水平适度：大多数老年患者需要联合降压治疗，包括起始阶段，但不推荐衰弱老年人和年龄 ≥ 80 岁高龄老年人初始联合治疗。

（5）个体化用药原则：根据患者具体情况（靶器官受损的程度，并存的疾病等）、对血压的耐受性、个人意愿和经济承受能力，选择适合患者的降压药物。

128 2018年《中国高血压防治指南》中建议单纯收缩期老年高血压患者收缩压高于多少时应用降压药物？

老年高血压患者单纯收缩期血压高，而舒张期血压不高或者偏低的现象普遍存在。如果老年单纯收缩期高血压患者的舒张压 < 60mmHg，收缩压 < 150mmHg，

可不用降压药物。如果收缩压为150—179mmHg，可用小剂量降压药。如收缩压≥180mmHg，需用常规剂量的降压药，用药过程中应密切观察血压的变化和不良反应。警惕老年高血压患者对降压药物过度敏感血压过低的现象。

儿童青少年高血压相关问答

☞ 129 我国中小学生儿童高血压流行病学调查患病率有多少？

随着体力活动缺乏等不良生活方式及超重肥胖儿童的增多，儿童原发性高血压比例随年龄呈增加趋势，高血压的患病率逐渐增高，已成为一个重要的公共卫生问题。儿童高血压患病率虽然较成人低，但容易被忽视，目前强调进入医疗环境就诊的患者，年龄≥18岁或者30岁以上首诊测量血压，这样可能导致儿童高血压患者不能被早期发现。2010年全国体质调研报告显示，我国中小学生的高血压患病率为14.5%，男生（16.1%）高于女生（12.9%）。经过多时点测量血压得到的儿童患病率为4%—5%。儿童高血压可持续至成年，在没有干预的情况下，约40%的高血压儿童将发展成为成年高血压患者。有研究显示，高血压儿童在成年后发生心血管疾病及肾脏疾病的风险明显增加。

☞ 130 儿童原发性高血压的危险因素有哪些？

儿童原发性高血压的影响因素中关联性最高的是肥胖，30%—40%的儿童原发性高血压伴有肥胖，其他危险因素包括父母高血压史、低出生体重、早产、盐摄入过多、睡眠不足及体力活动缺乏等。

☞ 131 儿童继发性高血压的常见病因有哪些？

儿童继发性高血压相对于成人高血压所占的比例较高，但在儿童高血压患者中仍以原发性高血压为主，儿童继发性高血压多表现为血压显著升高，伴头晕、头痛等临床症状，但也可仅表现为血压轻、中度升高，造成继发性高血压的疾病有肾脏疾病、肾动脉狭窄、主动脉缩窄、内分泌疾病、神经系统疾病或引起血压升高的药物等。

132　2018年《中国高血压防治指南》建议的不同年龄组儿童的血压计袖带型号与上臂围是多少？

儿童正处于生长发育阶段，上臂的臂围不同年龄组差异较大，不同年龄组推荐的袖带型号与臂围如下：

SS号袖带适用于3—5岁，上臂围12—18 cm的患儿；S号袖带适用于6—11岁，上臂围18—22 cm的患儿；M号袖带适用于≥12岁，上臂围22—32 cm的患儿；L号袖带适用于上臂围32—42 cm的患儿；XL号袖带适用于上臂围42—50 cm的患儿。

133　儿童血压水平是否正常如何判定？

儿童高血压的个体诊断需要根据连续三个时点的血压水平进行，两个时点间隔2周以上，只有3个时点的SBP和（或）DBP均≥P95方可诊断为高血压。血压水平的分级如下：1级高血压：（P95–P99）+5mmHg；2级高血压≥P99+5mmHg。

134　2018年《中国高血压防治指南》关于3—17岁男、女年龄别和身高别的血压参照标准是多少？

3—17岁男、女年龄别和身高别的血压参照标准如下（摘自2018年《中国高血压防治指南》）：

中国3—17岁儿童年龄、身高对应的血压标准

男童血压标准

年龄（岁）	身高百分位数	身高范围（cm）	SBP（mmHg）				DBP（mmHg）			
			50th	90th	95th	99th	50th	90th	95th	99th
3	P5	<96	88	99	102	108	54	62	65	72
	P10	96—97	88	100	103	109	54	63	65	72
	P25	98—100	89	101	104	110	54	63	66	72
	P50	101—103	90	102	105	112	54	63	66	73
	P75	104—106	91	103	107	113	55	63	66	73
	P90	107—108	92	104	107	114	55	63	66	73
	P95	≥109	93	105	108	115	55	63	66	73
4	P5	<102	89	101	104	111	55	64	67	74
	P10	102—104	90	102	105	111	55	64	67	74
	P25	105—107	91	103	106	113	55	64	67	74
	P50	108—110	92	104	108	114	56	64	67	74
	P75	111—113	93	106	109	115	56	64	67	74

续表

年龄（岁）	身高百分位数	身高范围（cm）	SBP（mmHg）				DBP（mmHg）			
			50th	90th	95th	99th	50th	90th	95th	99th
	P90	114—116	94	107	110	117	56	65	68	75
	P95	≥117	95	107	111	117	56	65	68	75
5	P5	<109	92	104	107	114	56	65	68	75
	P10	109—110	92	104	107	114	56	65	68	75
	P25	111—113	93	105	109	115	56	65	68	75
	P50	114—117	94	106	110	117	57	65	69	76
	P75	118—120	95	108	111	118	57	66	69	76
	P90	121—123	96	109	112	119	58	67	70	77
	P95	≥124	97	110	113	120	58	67	70	77
6	P5	<114	93	105	109	115	57	66	69	76
	P10	114—116	94	106	110	116	57	66	69	76
	P25	117—119	95	107	111	117	58	66	69	77
	P50	120—123	96	108	112	119	58	67	70	78
	P75	124—126	97	110	113	120	59	68	71	78
	P90	127—129	98	111	115	121	59	69	72	79
	P95	≥130	99	112	116	123	60	69	73	80
7	P5	<118	94	106	110	117	58	67	70	77
	P10	118—120	95	107	111	118	58	67	70	78
	P25	121—123	96	108	112	119	59	68	71	78
	P50	124—127	97	110	113	120	59	68	72	79
	P75	128—131	98	112	115	122	60	70	73	81
	P90	132—135	100	113	117	124	61	71	74	82
	P95	≥136	100	114	117	125	62	71	74	82
8	P5	<121	95	108	111	118	59	68	71	78
	P10	121—123	95	108	112	119	59	68	71	79
	P25	124—127	97	110	113	120	60	69	72	80
	P50	128—132	98	111	115	122	61	70	73	81
	P75	133—136	99	113	117	124	62	71	74	82
	P90	137—139	101	114	118	125	62	72	75	83
	P95	≥140	102	115	119	127	63	73	76	84
9	P5	<125	96	109	112	119	60	69	72	80
	P10	125—128	96	109	113	120	60	69	73	80
	P25	129—132	98	111	115	122	61	71	74	82
	P50	133—137	99	113	117	124	62	72	75	83
	P75	138—142	101	115	119	126	63	73	76	84
	P90	143—145	102	116	120	128	64	73	77	85
	P95	≥146	103	117	121	129	64	74	77	85
10	P5	<130	97	110	114	121	61	70	74	81

续表

年龄（岁）	身高百分位数	身高范围（cm）	SBP（mmHg）				DBP（mmHg）			
			50th	90th	95th	99th	50th	90th	95th	99th
	P10	130—132	98	111	115	122	62	71	74	82
	P25	133—137	99	113	116	124	62	72	75	83
	P50	138—142	101	115	119	126	63	73	77	85
	P75	143—147	102	117	120	128	64	74	77	85
	P90	148—151	104	118	122	130	64	74	77	86
	P95	≥152	105	119	123	131	64	74	77	86
11	P5	<134	98	111	115	122	62	72	75	83
	P10	134—137	99	112	116	124	63	72	76	84
	P25	138—142	100	114	118	126	64	73	77	85
	P50	143—148	102	116	120	128	64	74	78	86
	P75	149—153	104	119	123	130	64	74	78	86
	P90	154—157	106	120	124	132	64	74	78	86
	P95	≥158	106	121	125	133	64	74	78	86
12	P5	<140	100	113	117	125	64	73	77	85
	P10	140—144	101	115	119	126	64	74	78	86
	P25	145—149	102	117	121	128	65	75	78	86
	P50	150—155	104	119	123	131	65	75	78	86
	P75	156—160	106	121	125	133	65	75	78	86
	P90	161—164	108	123	127	135	65	75	78	87
	P95	≥165	108	124	128	136	65	75	78	87
13	P5	<147	102	116	120	128	65	75	78	86
	P10	147—151	103	117	121	129	65	75	78	87
	P25	152—156	104	119	123	131	65	75	79	87
	P50	157—162	106	121	125	133	65	75	79	87
	P75	163—167	108	123	128	136	65	75	79	87
	P90	168—171	110	125	130	138	66	76	79	87
	P95	≥172	110	126	130	139	66	76	79	88
14	P5	<154	103	118	122	130	65	75	79	87
	P10	154—157	104	119	124	132	65	75	79	87
	P25	158—162	106	121	125	133	50	75	79	87
	P50	163—167	108	123	128	136	65	75	79	87
	P75	168—172	109	125	130	138	66	76	79	88
	P90	173—176	111	127	131	140	66	76	80	88
	P95	≥177	112	128	133	141	67	77	80	89
15	P5	<158	105	120	124	132	65	76	79	87
	P10	158—161	106	121	125	133	65	76	79	87
	P25	162—166	107	122	127	135	66	76	79	88
	P50	167—170	109	124	128	137	66	76	80	88

续表

年龄（岁）	身高百分位数	身高范围（cm）	SBP（mmHg）				DBP（mmHg）			
			50th	90th	95th	99th	50th	90th	95th	99th
	P75	171—174	110	126	131	139	66	77	80	89
	P90	175—178	112	128	132	141	67	77	81	89
	P95	≥179	113	129	133	142	67	77	81	90
16	P5	<161	105	121	125	133	66	76	79	88
	P10	161—164	106	121	126	134	66	76	79	88
	P25	165—168	107	123	127	136	66	76	80	88
	P50	169—172	109	125	129	138	66	76	80	88
	P75	173—176	111	126	131	140	67	77	80	89
	P90	177—179	112	128	133	141	67	77	81	90
	P95	≥180	113	129	134	142	67	78	81	90
17	P5	<163	106	121	126	134	66	76	80	88
	P10	163—165	107	122	126	135	66	76	80	88
	P25	166—169	108	124	128	136	66	76	80	88
	P50	170—173	109	125	130	138	67	77	80	89
	P75	174—177	111	127	131	140	67	77	81	89
	P90	178—180	112	129	133	142	67	78	81	90
	P95	≥181	113	129	134	143	68	78	82	90

女童血压标准

年龄（岁）	身高百分位数	身高范围（cm）	SBP（mmHg）				DBP（mmHg）			
			50th	90th	95th	99th	50th	90th	95th	99th
3	P5	<95	87	99	102	108	55	63	67	74
	P10	95—96	88	99	103	109	55	63	67	74
	P25	97—99	88	100	103	110	55	64	67	74
	P50	100—102	89	101	104	111	55	64	67	74
	P75	103—105	90	102	105	112	55	64	67	74
	P90	106—107	91	103	106	113	55	64	67	75
	P95	≥108	91	103	107	113	56	64	67	75
4	P5	<101	89	101	105	111	56	64	67	75
	P10	101—103	89	101	105	111	56	64	67	75
	P25	104—106	90	102	106	112	56	64	67	75
	P50	107—109	91	103	107	113	56	64	67	75
	P75	110—112	92	104	107	114	56	65	68	75
	P90	113—114	93	105	109	115	56	65	68	76
	P95	≥115	93	105	109	115	56	65	68	76
5	P5	<108	91	103	106	113	56	65	68	76
	P10	108—109	91	103	107	113	56	65	68	76
	P25	110—112	92	104	107	114	56	65	68	76

续表

年龄（岁）	身高百分位数	身高范围（cm）	SBP（mmHg）				DBP（mmHg）			
			50th	90th	95th	99th	50th	90th	95th	99th
	P50	113—116	93	105	109	115	57	65	68	76
	P75	117—119	93	106	109	116	57	66	69	77
	P90	120—122	94	107	111	117	58	66	70	77
	P95	≥123	95	108	111	118	58	67	70	78
6	P5	<113	92	104	108	115	57	65	69	76
	P10	113—114	92	105	108	115	57	66	69	77
	P25	115—118	93	106	109	116	57	66	69	77
	P50	119—121	94	107	110	117	58	67	70	78
	P75	122—125	95	108	112	118	58	67	71	79
	P90	126—128	96	109	113	119	59	68	71	79
	P95	≥129	97	110	114	121	59	69	72	80
7	P5	<116	93	105	109	115	57	66	69	77
	P10	116—118	93	106	109	116	57	66	69	77
	P25	119—122	94	107	110	117	58	67	70	78
	P50	123—126	95	108	112	119	59	68	71	79
	P75	127—130	96	109	113	120	59	69	72	80
	P90	131—133	97	111	114	122	60	69	73	81
	P95	≥134	98	112	115	122	61	70	73	82
8	P5	<120	94	106	110	116	58	67	70	78
	P10	120—122	94	107	111	117	58	67	71	79
	P25	123—126	95	108	112	119	59	68	71	79
	P50	127—131	96	109	113	120	60	69	72	80
	P75	132—135	98	111	115	122	61	70	73	82
	P90	136—138	99	112	116	123	61	71	74	83
	P95	≥139	100	113	117	124	62	71	75	83
9	P5	<124	95	108	111	118	59	68	71	79
	P10	124—127	95	108	112	119	59	68	72	80
	P25	128—132	97	110	113	120	60	69	73	81
	P50	133—136	98	111	115	122	61	71	74	82
	P75	137—141	100	113	117	124	62	72	75	84
	P90	142—145	101	114	118	125	63	72	76	84
	P95	≥146	102	115	119	126	63	73	76	85
10	P5	<130	96	109	113	120	60	69	73	81
	P10	130—133	97	110	114	121	61	70	73	82
	P25	134—138	99	112	116	123	62	71	75	83
	P50	139—143	100	113	117	124	63	72	76	84
10	P75	144—147	101	115	119	126	63	73	76	85
	P90	148—151	103	116	120	128	63	73	77	85

续表

年龄（岁）	身高百分位数	身高范围（cm）	SBP（mmHg）				DBP（mmHg）			
			50th	90th	95th	99th	50th	90th	95th	99th
	P95	≥152	103	117	121	129	64	73	77	86
11	P5	<136	98	112	115	122	62	71	75	83
	P10	136—139	99	113	116	123	62	72	75	84
	P25	140—144	101	114	118	125	63	73	76	85
	P50	145—149	102	116	120	127	64	73	77	86
	P75	150—154	103	117	121	128	64	74	77	86
	P90	155—157	104	118	122	129	64	74	77	86
	P95	≥158	104	118	122	130	64	74	77	86
12	P5	<142	100	113	117	124	63	73	76	85
	P10	142—145	101	114	118	125	63	73	77	85
	P25	146—150	102	116	120	127	64	74	77	86
	P50	151—154	103	117	121	129	64	74	78	86
	P75	155—158	104	118	122	130	64	74	78	87
	P90	159—162	105	119	123	130	64	74	78	87
	P95	≥163	105	119	123	131	64	74	78	87
13	P5	<147	101	115	119	126	64	74	77	86
	P10	147—149	102	116	120	127	64	74	78	87
	P25	150—153	103	117	121	128	64	74	78	87
	P50	154—157	104	118	122	129	65	74	78	87
	P75	158—161	105	119	123	130	65	74	78	87
	P90	162—164	105	119	123	131	65	74	78	87
	P95	≥165	105	119	123	131	65	75	78	87
14	P5	<149	102	116	120	127	65	74	78	87
	P10	149—152	103	117	121	128	65	75	78	87
	P25	153—155	104	118	122	129	65	75	78	87
	P50	156—159	104	118	122	130	65	75	78	87
	P75	160—163	105	119	123	130	65	75	78	87
	P90	164—166	105	119	123	131	65	75	79	87
	P95	≥167	106	120	124	131	65	75	79	88
15	P5	<151	103	116	120	128	65	75	79	87
	P10	151—152	103	117	121	128	65	75	79	88
	P25	153—156	104	118	122	129	65	75	79	88
	P50	157—160	105	119	123	130	65	75	79	88
	P75	161—163	105	119	123	131	65	75	79	88
	P90	164—166	105	120	124	131	65	75	79	88
	P95	≥167	106	120	124	131	65	75	79	88
16	P5	<151	103	117	121	128	65	75	79	88
	P10	151—153	103	117	121	129	65	75	79	88

续表

年龄（岁）	身高百分位数	身高范围（cm）	SBP（mmHg）				DBP（mmHg）			
			50th	90th	95th	99th	50th	90th	95th	99th
17	P25	154—157	104	118	122	130	65	75	79	88
	P50	158—160	105	119	123	130	65	75	79	88
	P75	161—164	105	119	123	131	66	76	79	88
	P90	165—167	106	120	124	131	66	76	79	88
	P95	≥168	106	120	124	132	66	76	79	88
	P5	<152	103	117	121	129	66	76	79	88
	P10	152—154	104	118	122	129	66	76	79	89
	P25	155—157	104	118	122	130	66	76	80	89
	P50	158—161	105	119	123	130	66	76	80	89
	P75	162—164	105	119	124	131	66	76	80	89
	P90	165—167	106	120	124	132	66	76	80	89
	P95	≥168	106	120	124	132	66	76	80	89

☞ 135　2018年《中国高血压防治指南》用于儿童个体诊断高血压的简化公式是什么？

为方便临床医生对个体高血压患儿的快速诊断，2018年《中国高血压防治指南》建议首先采用简化后的"公式标准"（见下表）进行初步判断。对公式标准筛查出的可疑高血压患儿，再进一步采用"表格标准"确定诊断。

中国3—17岁儿童青少年高血压筛查的简化公式标准

性别	SBP（mmHg）	DBP（mmHg）
男	100+2×Age	65+Age
女	100+1.5×Age	65+Age

注：Age为年龄（岁）。

☞ 136　儿童高血压的诊断和评估包括哪几方面？

儿童高血压的诊断和评估与成人高血压的诊断和评估有类似之处，除了血压的级别之外，需要全面评估危险因素、靶器官功能状态以及并存的疾病等，具体如下：（1）评估血压水平的真实性（常需要佩戴动态血压），进行高血压程度分级；（2）排除继发性高血压；（3）检测与评估靶器官损害及程度；（4）评估糖尿病等其他合并症。根据评估结果，制订准确的治疗计划。

137 无合并症儿童高血压和有合并症儿童高血压降压目标值分别是多少？

无合并症儿童高血压应将其血压降至 P95 以下；当合并肾脏疾病、糖尿病或有靶器官损害时应将血压降至 P90 以下。

138 儿童高血压怎样干预生活方式？

儿童高血压的非药物治疗内容基本与成人类似，更应该强调健康生活方式的重要性，儿童阶段养成良好的生活方式对于预防和控制高血压等心血管疾病的发生至关重要。

（1）肥胖儿童应控制体重，在保证身高发育的同时，延缓 BMI 上升趋势，降低体脂含量。

（2）增加有氧和抗阻运动，减少静态活动时间。

（3）调整膳食结构及品种多样化，控制总能量及脂肪供能比；按照 WHO 针对儿童的建议标准，控制盐和含糖饮料的摄入。

（4）避免持续性精神紧张状态。

（5）保证足够睡眠时间。

139 儿童高血压患者什么情况下启动药物治疗？

儿童高血压有症状出现的、继发性高血压患儿、伴有靶器官损害或糖尿病、经非药物治疗血压持续升高者、坚持非药物治疗 6 个月血压无下降趋势者，应启动药物治疗。在生活方式干预期间，如血压上升至 2 级高血压或出现临床症状，也要进行药物治疗。

140 目前我国经国家药品监督管理局批准的儿童降压药品有哪些？

（1）ACEI：最常使用的儿童降压药之一。在我国，经国家食品药品监督管理总局批准可用于各年龄阶段儿童的 ACEI 类药物仅有卡托普利，可用于婴儿和新生儿，其半衰期为 2h，口服后 1—2h 达最大血药浓度，其清除率与肾功能呈正相关。一般推荐剂量为一日 3 次，早产儿及足月儿每次 0.1—0.3mg/kg，24—48h 逐渐加量至每次 0.5mg/kg，6 个月以上婴儿起始剂量为 0.3—0.5mg/kg，最大量为 4mg/（kg·d）。但由于卡托普利为短效制剂，不利于血压稳定控制，对于年长儿可选择如福辛普利等长效制剂。福辛普利安全性及耐受性好，儿童的不良反应与成人相似。

（2）利尿剂：被批准的儿童用药有氨苯蝶啶、氯噻酮、氢氯噻嗪、呋塞米。对于原发性高血压患者降压药物多选择噻嗪类药物，如氢氯噻嗪 1—4mg/(kg·d)，但因氢氯噻嗪可影响尿酸及血脂的代谢，故使用氢氯噻嗪需动态监测血脂及尿酸水平。呋塞米可用于伴有肾功能不全的患儿，每次使用剂量为 0.5—2.0mg/kg。此外，继发于醛固酮增多症的高血压患儿可用氨苯蝶啶及螺内酯。在使用利尿剂治疗高血压时可引起电解质紊乱，需定期监测。

（3）二氢吡啶类 CCB：被批准的儿童用药有氨氯地平。氨氯地平起效缓和，逐渐降压，不良反应少，起始剂量 0.06mg/(kg·d)，最大不超过 0.60mg/(kg·d)（最大量 10mg）。

（4）肾上腺受体阻滞剂：被批准儿童用药有普萘洛尔、阿替洛尔及哌唑嗪。普萘洛尔的剂量为每日 1—4mg/kg（总量<60mg）；阿替洛尔的起始剂量为每日 0.5—1.0mg/kg，最大剂量为每日 2mg/kg。此外，有研究表明美托洛尔在治疗儿童高血压中有显著作用，且耐受性良好，美托洛尔起始剂量为每日 1—2mg/kg，最大剂量为每日 6mg/kg。哌唑嗪剂量为每日 0.05—0.10mg/kg，最大剂量为每日 0.50mg/kg，分 3 次口服。不良反应有眩晕、乏力。酚妥拉明可用于高血压危象，剂量为每次 0.1—0.5mg/kg。

（5）ARB：目前尚无被批准的儿童用药。

通过广泛的儿童用药及安全数据研究，2017 年美国儿科学会推荐 ACEI、长效 CCB 或噻嗪类利尿剂作为儿童原发性高血压的初始治疗药物。

但儿童用药目前主要参考药品说明书，有儿童用药说明的可以采用，没有的则不推荐使用。

141 儿童高血压危象怎么处理？

高血压危象指血压急剧升高，持续高于同年龄、同性别、同身高儿童血压的第 99 百分位，同时伴有靶器官衰竭，包括中枢神经系统、心脏、肾脏及眼底改变。高血压危象时，应控制降压速度，在最初 6—8h 内血压下降为计划幅度的 25%—30%，在此后 24—48h 逐渐将血压降到同年龄、同性别、同身高儿童血压的第 95—99 百分位。降压过快会显著减少重要脏器的血流灌注，加重甚至诱发永久性器官功能障碍。高血压危象常用硝普钠、二氮嗪等静脉降压药物，1—2d 后可改为口服药物，逐渐停用静脉降压药。此外，还需积极降颅压和抗惊厥治疗。

妊娠高血压相关问答

☞ 142　妊娠高血压患病率有多少？

由于早期国内外关于该病命名及分类标准不同，造成妊娠高血压患病率统计有差异，近年国外文献报道发生率在 3.2%—12.6% 之间。根据 1988 年我国 25 个省市的有关妊娠高血压综合征大规模流行病学调查，约 9.4% 的孕妇发生不同程度的妊娠期高血压，其中轻度妊娠高血压综合征为 4.7%，中度妊娠高血压综合征为 2.6%，先兆子痫为 1.7%，子痫为 0.2%，子痫产前、产时、产后之比为 49∶31∶20；比美国报道的 7% 略高。当前临床研究显示我国发病率正逐渐上升，可达 10.4%。2018 年《中国高血压防治指南》的数据：在孕妇中高血压的患病率占孕妇的 5%—10%。妊娠高血压占 70%，是妊娠期出现的高血压，其余 30% 在妊娠前即存在高血压。

☞ 143　妊娠高血压是怎么分类的？妊娠高血压几种类型的明确概念是什么？

国内外指南关于妊娠高血压的定义稍有不同。

根据 2018 年《中国高血压防治指南》，妊娠高血压分为以下几种类型：妊娠高血压、妊娠合并慢性高血压、子痫前期/子痫和慢性高血压并发子痫前期。每一种类型均有明确的概念。

（1）妊娠高血压：妊娠 20 周后发生的高血压，不伴明显蛋白尿，分娩后 12 周内血压恢复正常。

（2）妊娠合并慢性高血压：妊娠前即诊断为高血压或妊娠前 20 周出现的高血压或妊娠 20 周后出现高血压而分娩 12 周后仍持续血压升高。

（3）子痫前期/子痫：妊娠 20 周后的血压升高伴临床蛋白尿或无蛋白尿伴有器官和系统受累，如心、肝、肾、血液系统、消化及神经系统损害等。

（4）慢性高血压并发子痫前期：高血压孕妇妊娠 20 周以前无蛋白尿，若出现蛋白尿 ≥ 0.3g/24h；高血压孕妇妊娠 20 周后突然尿蛋白增加或血压进一步升高或血小板 < 100×10^9/L。

☞ 144　妊娠高血压有或无蛋白尿启动降压药物的血压水平是多少？有无降压的下限？

妊娠高血压患者有无蛋白尿是属于同一疾病不同阶段，因其存在演变进展，均应积极监测血压，定期复查尿常规、尿微量白蛋白、血细胞计数、血肌酐、血尿酸、肝酶。在妊娠早期评估有无蛋白尿可以检出原有的肾病，在妊娠后半期可筛出子痫前期。当尿蛋白≥1+，应及时评估单点尿白蛋白/肌酐比值；＜30mg/mmol可排除妊娠蛋白尿。

临床上根据有无蛋白尿情况启动降压药物治疗有不同的要求，根据2018年《中国高血压防治指南》建议：妊娠高血压有蛋白尿，血压水平超过150/100mmHg时启动药物治疗。妊娠高血压无蛋白尿，血压水平超过160/110mmHg时启动药物治疗。

无论是否合并蛋白尿均要注意降压下限：当血压≤130/80mmHg时会影响胎盘血流灌注，应当维持血压在此以上水平。

2018年《ESC/ESH动脉高血压管理指南》关于妊娠高血压的定义为：根据诊室血压值，SBP≥140和/或DBP≥90mmHg，又分为轻度（140—159/90—109mmHg）或重度（≥160/110mmHg），这与常规高血压分类不同。

具体包括：

（1）原有的高血压：妊娠前或妊娠20周前发生的，通常持续超过产后6周，并可能伴有蛋白尿。

（2）妊娠高血压：妊娠20周后发生，通常在产后6周内消失。

（3）原有的高血压加重叠的妊娠高血压，伴有蛋白尿。

（4）子痫前期：伴有明显的蛋白尿（0.3g/24h或白蛋白/肌酐比≥30mg/mmol）。多见于头胎妊娠、多胎妊娠、葡萄胎、抗磷脂综合征，或原有的高血压、肾病以及糖尿病。由于胎盘功能不全，它常伴有胎儿发育受限，并且是早产常见的原因。子痫前期的唯一治疗是分娩。因为蛋白尿可能是子痫前期晚发的一种表现，故当重新出现高血压伴有头痛、视力模糊、腹痛，或实验室检查异常特别是血小板减少和/或肝功能异常时，应当怀疑是否为子痫前期。

（5）在产前未分类的高血压：当妊娠20周后首次记录血压，尚不清楚高血压是否为原有时，使用这一术语。产后6周重新评估将有助于区别是原有的还是妊娠高血压。

145 妊娠高血压治疗的目的是什么？

妊娠高血压增加胎盘早剥、脑出血、弥散性血管内凝血、急性肝功能衰竭、急性肾衰竭及胎儿宫内发育迟缓等并发症的风险，是孕产妇和胎儿死亡的重要原因之一。妊娠高血压患者应该引起足够的重视，按照2018年《中国高血压防治指南》，启动降压药治疗，控制血压的主要目的是：保障母婴安全和妊娠分娩的顺利进行，减少并发症，降低病死率。

☞ 146 育龄期慢性高血压妇女血压高于多少不建议妊娠？非药物治疗有什么措施？

生育期女性合并慢性高血压的患者，积极倡导进行规范的孕前评估，及时了解血压升高的原因和程度。如果血压较高，妊娠的风险会较大，2018年《中国高血压防治指南》建议：血压超过160/110mmHg不建议妊娠。建议准备妊娠前控制在血压＜160/110mmHg。

非药物治疗主要包括适当活动、情绪放松、适当控制体重、保证充足睡眠。摄盐量6g/d，但同时应注意避免过度限盐，从而导致低血容量影响胎盘循环。

☞ 147 什么情况下称为重度子痫前期？

重度子痫前期：子痫前期孕妇合并下列任一条件即可诊断成立。

（1）血压持续升高难以控制：收缩压≥160mmHg和（或）舒张压≥110mmHg；

（2）续性头痛、视觉障碍或其他中枢神经系统异常表现；

（3）持续性上腹部疼痛及肝包膜下血肿或肝破裂表现；

（4）转氨酶升高：血丙氨酸转氨酶（ALT）或天冬氨酸转氨酶（AST）水平升高；

（5）肾功能受损：尿蛋白定量＞2.0g/24 h；少尿（24h尿量＜400ml，或每小时尿量＜17ml），或血肌酐水平＞106μmol/L；

（6）低蛋白血症伴腹水、胸水或心包积液；

（7）血液系统异常：血小板计数呈持续性下降并低于100×109/L；微血管内溶血，表现有贫血、血乳酸脱氢酶（LDH）水平升高或黄疸；

（8）心力衰竭；

（9）肺水肿；

（10）胎儿生长受限或羊水过少、胎死宫内、胎盘早剥等。

☞ 148 妊娠高血压患者在病史方面应该重点询问什么？

妊娠高血压患者就诊时一定要注意排查各种风险因素，询问孕妇显现或隐匿的基础疾病，如：

有无妊娠期高血压疾病史及家族史或遗传史；

妊娠前有无高血压、肾脏疾病、糖尿病及自身免疫性疾病等病史或表现；

了解孕妇的既往病理妊娠史；

了解此次妊娠后孕妇的高血压、蛋白尿等症状出现的时间和严重程度，了解产前检查状况；

了解孕妇的一般情况，包括体重、此次妊娠的情况和饮食、生活环境。对于过低体重者要加以重视。

149　妊娠期间出现高血压时应该做哪些实验室检查？

应注意进行以下常规检查和必要时的复查：（1）血常规；（2）尿常规；（3）肝功能、血脂；（4）肾功能；（5）凝血功能；（6）心电图；（7）产科超声检查。

尤其是对于妊娠 20 周后才开始进行产前检查的孕妇，应注意了解和排除孕妇的基础疾病和慢性高血压，注意血脂、血糖水平，甲状腺功能、凝血功能等的检查或复查，注意动态血压监测，注意眼底改变或超声心动图检查。

150　妊娠期间出现子痫前期及子痫时应该做哪些实验室检查？

（1）排查自身免疫性疾病；

（2）高凝状况检查；

（3）血电解质；

（4）眼底检查；

（5）超声等影像学检查肝、肾等器官及胸腹水情况；

（6）动脉血气分析；

（7）心脏彩超及心功能检测；

（8）超声检查和监测胎儿生长发育指标；

（9）头颅 CT 或 MRI 检查。

151　妊娠高血压患者可以用哪些降压药物？禁用哪些降压药物？

由于妊娠高血压患者特殊的生理病理及考虑到药物可能对胎儿发育的影响，原则上应采用尽可能少的药物种类及剂量，同时应充分告知患者妊娠早期用药对胎儿重要脏器发育影响的不确定性。

根据 2018 年《中国高血压防治指南》及 2020 年《妊娠高血压指南》推荐，可用降压药物有肾上腺素能受体阻滞剂、钙离子通道阻滞剂及中枢性肾上腺素能神经阻滞剂等类药物。

常用的口服降压药物有拉贝洛尔（I-A）、硝苯地平（I-A）或硝苯地平缓释片（II-B）等。

如口服药物血压控制不理想，可使用静脉用药（有条件者使用静脉泵入方法），常用拉贝洛尔（I-A）、酚妥拉明（II-3B）。

可用的降压药及剂量如下：

（1）拉贝洛尔：为α、β受体阻滞剂。常用剂量50—200mg，12h一次，最大600mg/d。注意关注胎儿心动过缓、皮肤瘙痒。最严重的副作用是肝脏毒性。

（2）甲基多巴：通过兴奋中枢神经的$α_2$受体而降低脑干交感神经张力，使心率减慢，常用剂量200—500mg，每日2—4次。注意抑郁、过度镇静、低血压。

（3）硝苯地平：为二氢吡啶类钙离子通道阻滞剂（国内为片剂）。口服用法为，5—10mg，3—4次/天，24h总量不超过60mg。缓释片30mg口服，1—2次/天。

（4）尼莫地平：为二氢吡啶类钙离子通道阻滞剂，可选择性扩张脑血管。①口服用法：20—60mg，2—3次/天。②静脉滴注：20—40mg加入5%葡萄糖溶液250mL，每天总量不超过360mg。

（5）尼卡地平：为二氢吡啶类钙离子通道阻滞剂。①口服用法：初始剂量20—40mg，3次/天。②静脉滴注：每小时1mg为起始剂量，根据血压变化每10分钟调整1次用量；高血压急症，用生理盐水或5%葡萄糖溶液稀释后，以盐酸尼卡地平计，0.01%—0.02%（1mL中的含量为0.1—0.2mg）的溶液进行静脉滴注。以每分钟0.5—6μg/kg的滴注速度给予。从每分钟0.5μg/kg开始，将血压降到目标值后，边监测血压边调节滴注速度。

（6）酚妥拉明：为α肾上腺素能受体阻滞剂。静脉滴注用法为，10—20mg溶于5%葡萄糖溶液100—200mL，以10μg/min的速度开始静脉滴注，应根据降压效果调整滴注速度。

（7）硝酸甘油：作用于氧化亚氮合酶，可同时扩张静脉和动脉，降低心脏前、后负荷，主要用于合并急性心功能衰竭和急性冠状动脉综合征时的高血压急症的降压治疗。起始剂量5—10μg/min静脉滴注，每5—10分钟增加滴速至维持剂量20—50μg/min。

（8）硝普钠：为强效血管扩张剂。用法为，50mg加入5%葡萄糖溶液500mL，按$0.5—0.8μg·kg^{-1}·min^{-1}$缓慢静脉滴注。妊娠期仅适用于其他降压药物无效的高血压危象孕妇。产前应用时间不宜超过 4h。

（9）噻嗪类利尿剂：其可以利尿、利钠，常用剂量 6.25—12.5mg/d。注意大剂量影响胎盘血流，故胎盘循环降低的患者如先兆子痫或胎儿发育迟缓应避免应用利尿剂。

禁用：因存在致畸可能性，故血管紧张素转换酶抑制剂（ACEI）和血管紧张素Ⅱ受体拮抗剂（ARB）禁用。有准备妊娠计划的慢性高血压患者应及早停用此类药物。妊娠期一般不使用利尿剂降压，以防血液浓缩、有效循环血量减少和高凝倾向。不推荐使用阿替洛尔和哌唑嗪。硫酸镁不作为降压药使用。

152 妊娠高血压患者什么情况下是应用利尿剂的时机？

子痫前期孕妇不主张常规应用利尿剂，仅当孕妇出现全身性水肿、肺水肿、脑水肿、肾功能不全、急性心功能衰竭时，可酌情使用呋塞米等快速利尿剂。甘露醇主要用于脑水肿，甘油果糖适用于肾功能有损害的孕妇。

153 妊娠高血压患者什么情况下可以应用小剂量阿司匹林？

早期文献说明阿司匹林能减少子痫前期 – 子痫的发生，但也有随机、安慰剂对照、双盲的研究表明，低剂量阿司匹林对预防子痫前期没有影响，或者说影响非常小，可以忽略，反而有可能增加胎盘早剥的危险。当前小剂量阿司匹林预防子痫前期 – 子痫尚有争议，有待进一步的循证医学依据。根据 2018 年《中国高血压防治指南》，妊娠高血压患者应用小剂量阿司匹林有着严格适应证，仅有如下情况时方可在妊娠 12 周起以 75—100mg 治疗：①对既往妊娠合并高血压。②慢性肾病。③自身免疫病。④糖尿病。⑤慢性高血压。⑥合并 ≥ 1 项先兆子痫的危险因素（初产妇、>40 岁、妊娠间隔 > 10 年、BMI > 35、先兆子痫家族史、多胎妊娠）。

高血压伴脑卒中相关问答

154 急性缺血性脑卒中并准备溶栓者的血压应控制在多少水平？

对于急性缺血性卒中，降压的有益作用尚缺乏大样本循证医学的有力支撑。国外一项汇总分析表明，在急性缺血性卒中后及早降低血压，对预防死亡和恢复生活自理能力为中性影响。一个关键考虑是患者是否接受溶栓治疗，对于不接受溶栓治疗的急性缺血性卒中的患者，紧急降压的获益尚未明确。对于接受静脉内溶栓治疗的患者，应当降低血压，因为观察性研究报道，在血压显著升高接受溶栓治疗的患者中，颅内出血的风险增高。2018年ESC/ESH《动脉高血压管理指南》建议在溶栓后至少第一个24小时血压要维持在＜180/105mmHg。2018年《中国高血压防治指南》建议急性缺血性脑卒中并准备溶栓者血压水平应控制在＜180/110mmHg。

155 病情稳定的脑卒中患者血压应该控制在多少？

2018年《中国高血压防治指南》建议病情稳定的脑卒中患者降压目标水平降到＜140/90mmHg。临床部分患者合并颅内大动脉粥样硬化性狭窄（狭窄率70%—99%）导致的缺血性卒中或短暂性脑缺血发作（TIA）人群血压控制应低于140/90mmHg。但临床对于低血流动力学因素导致的脑卒中或TIA，医生应慎重考虑应权衡降压速度与幅度对患者耐受性及血流动力学影响。切记应缓慢谨慎降压。降压药物种类和剂量的选择以及降压目标值应个体化（既往的血压水平以及对降压药物的敏感和反应性），综合考虑药物、脑卒中特点和患者三方面因素。

156 急性缺血性脑卒中24小时内血压升高的患者应该注意什么？血压达到什么水平可以降压治疗？

前面已经提到对于急性脑卒中24小时内考虑溶栓的患者的血压控制原则，不考虑溶栓的患者，在急性缺血性卒中后24小时内血压升高降压也需谨慎，首先应该考虑到患者在急性脑卒中期间往往有紧张焦虑、疼痛、恶心呕吐及颅内压升高等情况，应该积极对症处理。如果患者血压持续升高，SBP≥200mmHg或DBP≥110mmHg或伴有严重心功能不全、主动脉夹层、高血压脑病的患者可予降压治疗。选用拉贝洛尔、尼卡地平等静脉药物，避免使用引起血压急剧下降的药物。

157 2018年《中国高血压防治指南》关于急性脑出血患者的降压治疗原则是什么？

应该详细了解患者脑出血之前的血压状况，分析脑出血急性期血压升高的原因，如有无脑水肿、呕吐、头痛、紧张焦虑等引起的血压升高。2018年《中国高血压防治指南》建议SBP＞220mmHg，应积极使用静脉降压药物降低血压；患者SBP＞180mmHg，可使用静脉降压药物控制血压，160/90mmHg可作为参考的降压目标值。在降压治疗期间应严密观察血压的变化，每隔5—15分钟进行1次血压监测。

☞ **158　《中国脑出血诊治指南（2019）》关于急性脑出血的降压推荐意见有哪些？**

指南推荐意见：

（1）应综合管理脑出血患者的血压，分析血压升高的原因，再根据血压情况决定是否进行降压治疗（Ⅰ级推荐，C级证据）。

（2）对于收缩压150—220mmHg的住院患者，在没有急性降压禁忌证的情况下，数小时内降压至130—140mmHg是安全的（Ⅱ级推荐，B级证据），其改善患者神经功能的有效性尚待进一步验证（Ⅱ级推荐，B级证据）；对于收缩压＞220mmHg的脑出血患者，在密切监测血压的情况下，持续静脉输注药物控制血压可能是合理的，收缩压目标值为160mmHg（Ⅱ级推荐，D级证据）。

（3）在降压治疗期间应严密观察血压水平的变化，避免血压波动，每隔5—15min进行1次血压监测（Ⅰ级推荐，C级证据）。

高血压伴冠心病相关问答

☞ **159　高血压合并冠心病患者的降压目标水平是多少？**

2018年《中国高血压防治指南》建议合并冠心病的高血压患者的降压目标水平推荐＜140/90mmHg，患者如果能够耐受可继续降至＜130/80mmHg，但应该注意DBP不宜降至60mmHg以下以免影响冠脉血供诱发心绞痛发作。对于高龄患者、存在冠状动脉严重狭窄病变的患者，血压不宜过低。

☞ **160　高血压合并稳定性心绞痛时降压药物怎么选择？**

高血压合并心绞痛者选择降压药物时，应该考虑降压的同时对心脏的保护作用，最新国内外指南推荐：β受体阻滞剂（减慢心率、减少心肌的耗氧量）、CCB为首选，此类药物均可降低心肌耗氧量，减少心绞痛发作。如血压不达标，之后考虑联合ACEI/ARB、利尿剂。

☞ **161　高血压合并非ST段抬高急性冠脉综合征时降压药物如何选择？**

根据指南建议β受体阻滞剂、CCB作为首选。若血压控制未达标，可联合RAS

抑制剂、利尿剂。另外，当考虑血管痉挛因素存在时，应该注意避免使用大剂量的β受体阻滞剂，因有可能诱发冠状动脉痉挛。

162 高血压合并急性ST段抬高心肌梗死时降压药物怎样选择？

在急性心梗后，患者若没有β受体阻滞剂和RAS抑制剂禁忌证，应早期使用该两类药物，其作为心肌梗死二级预防可以明显改善患者的远期预后。患者血压未达标可联合CCB及利尿剂。

高血压合并心力衰竭相关问答

163 高血压合并心力衰竭发生率高吗？

高血压患者中心力衰竭的发生率为28.9%，与脑卒中相当（30.0%）。反过来在我国心力衰竭患者中合并高血压的比率为54.6%。长期和持续的高血压最终导致的心力衰竭包括射血分数保留的心力衰竭（HFpEF）和射血分数降低的心力衰竭（HFrEF）。

164 控制血压是否能减少心力衰竭的发生？

国外研究资料显示，控制血压可以显著减少心力衰竭的发生。收缩压每降低10mmHg，心力衰竭发生风险可以显著降低28%。2015年研究资料显示与标准降压治疗（SBP＜140mmHg）相比，强化降压（SBP＜120mmHg）可以使高血压患者心力衰竭发生率显著降低38%，心血管死亡显著降低43%。

165 2018年《中国高血压防治指南》关于高血压合并心力衰竭的降压目标水平是多少？

推荐的降压目标为＜130/80mmHg，这一推荐尚缺乏随机对照临床试验证据支持。高血压合并左心室肥厚但尚未出现心力衰竭的患者，可先将血压降至＜140/90mmHg，如患者能良好耐受，可进一步降低至＜130/80mmHg，有利于预防发生心力衰竭。

166 高血压合并慢性射血分数不保留的心力衰竭（HFrEF）患者推荐的降压药物是什么？

高血压合并慢性射血分数不保留的心力衰竭患者：首先推荐应用 ACEI（如果患者不能耐受者可使用 ARB）、β 受体阻滞剂和醛固酮受体拮抗剂。这 3 种药物的联合也是 HFrEF 治疗的基本方案，可以降低患者的死亡率和改善预后，又均具有良好降压作用。多数此类心力衰竭患者需常规应用襻利尿剂或噻嗪类利尿剂，也有良好降压作用。如仍未能控制高血压，推荐应用氨氯地平、非洛地平。有负性肌力效应的 CCB 如地尔硫和维拉帕米不推荐用于此类患者。

167 高血压合并慢性射血分数保留的心力衰竭（HFpEF）患者推荐的降压药物是什么？

此类心力衰竭的病因大多为高血压，在心力衰竭症状出现后仍可伴有高血压。ACEI、β 受体阻滞剂和醛固酮 3 种药物并不能降低此类患者的死亡率和改善预后，但用于降压治疗仍值得推荐，也是安全的。如仍未能控制高血压，推荐应用氨氯地平、非洛地平。不推荐应用 α 受体阻滞剂、中枢降压药（如莫索尼定）。有负性肌力效应的 CCB 如地尔硫卓和维拉帕米应用于此类患者仍可能是安全的。

168 高血压合并急性心力衰竭应该怎样处理血压？

此类患者的心力衰竭特点多为 HFpEF。需在控制心力衰竭的同时积极降压治疗，但不是即刻把血压降至正常。主要静脉给予襻利尿剂和血管扩张药，包括硝酸甘油、硝普钠或乌拉地尔。若病情较轻，可以在 24—48 小时内逐渐降压，病情重伴有急性肺水肿的患者在初始 1 小时内平均动脉压的降低幅度不超过治疗前水平的 25%，2—6 小时内降至 160/100—110mmHg，24—48 小时内使血压逐渐降至正常。

高血压合并肾脏疾病相关问答

169 慢性肾功能不全的患者中高血压患病率有多少？

我国非透析的慢性肾功能不全（CKD）患者中高血压患病率为 67.3%—71.2%，而透析患者中高血压患病率高达 91.7%。高血压和肾脏病互为因果，各种慢性肾脏病导致的高血压称为肾性高血压,又可以分为肾血管性高血压和肾实质性高血压。

☞ 170 高血压合并慢性肾功能不全的降压目标水平和启动药物治疗水平分别是多少?

慢性肾脏病(CKD)患者的降压目标:无白蛋白尿者为 < 140/90mmHg,有白蛋白尿者为 < 130/80mmHg。建议 18—60 岁的 CKD 合并高血压患者在 ≥ 140/90mmHg 时启动药物降压治疗。

☞ 171 高血压合并慢性肾功能不全的降压药物选择原则是什么?

高血压合并慢性肾功能不全初始药物可选择 ACEI/ARB、CCB、α 受体阻滞剂、β 受体阻滞剂、利尿剂。

多个大型临床研究均证实,ACEI/ARB 具有降压效果,同时能有效降低蛋白尿、延缓肾功能的减退,改善 CKD 患者的肾脏预后。初始降压治疗应包括一种 ACEI 或 ARB,单独或联合其他降压药,但不建议两药联合应用。用药后血肌酐较基础值增加 < 30% 时仍可谨慎使用,超过 30% 时可考虑减量或停药。

二氢吡啶类和非二氢吡啶类 CCB 都可以应用,其肾脏保护能力主要依赖其降压作用。GFR > 30mL/(min·1.73m^2)(CKD1—3 期)患者,噻嗪类利尿剂有效;GFR < 30mL/(min·1.73m^2)(CKD4—5 期)患者可用袢利尿剂。

利尿剂应低剂量,利尿过快可导致血容量不足,出现低血压或 GFR 下降。醛固酮拮抗剂与 ACEI 或 ARB 联用可能加速肾功能恶化和发生高钾血症的风险。

β 受体阻滞剂可以对抗交感神经系统的过度激活而发挥降压作用,α、β 受体阻滞剂具有较好的优势,发挥心肾保护作用,可应用于不同时期 CKD 患者的降压治疗。

其他降压药:如 α$_1$ 受体阻滞剂、中枢 α 受体激动剂,均可酌情与其他降压药物联用。

☞ 172 终末期肾病透析患者(CKD5期)的降压治疗应注意哪些事项?

终末期肾病透析患者部分表现为难治性高血压,需要多种降压药联用。血液透析患者需要注意使用 RAS 抑制剂应监测血钾和肌酐水平。要避免在透析血容量骤减阶段使用降压药,以免发生严重的低血压。降压药物剂量需考虑到血流动力学变化以及透析对药物的清除情况而调整。透析前或诊室测量的血压并不能很好反映透析患者的平均血压,推荐患者家庭血压测量。透析患者血压变动不宜过大。透析后 SBP 理想靶目标为 120—140mmHg。

高血压合并糖尿病相关问答

☞ 173 糖尿病合并高血压的患者控制血压是否能降低并发症风险和死亡风险?

HOT 研究结果证实，收缩压每下降 10mmHg，糖尿病相关的任何并发症风险下降 12%，死亡风险下降 15%。终点事件发生率最低组的舒张压为 82.6mmHg。所以糖尿病患者的降压目标水平建议 130/80mmHg 以下。

☞ 174 高血压合并糖尿病的患者血压在什么水平可以先非药物治疗观察血压?

高血压合并糖尿病的患者收缩压在 130—139mmHg 或者舒张压在 80—89mmHg 时，可以非药物治疗，但非药物治疗时间不能超过 3 个月。如血压不能达标，应采用药物治疗。若血压 ≥ 140/90mmHg 的患者，应在非药物治疗基础上立即开始药物治疗。伴微量白蛋白尿的患者也应该立即使用药物治疗。

☞ 175 高血压合并糖尿病的患者降压药物选择的原则是什么?

高血压合并糖尿病的患者根据循证医学的研究证据应该首选 ACEI 或 ARB 为基础，如果血压不易控制加用利尿剂或二氢吡啶类 CCB。高血压合并糖尿病又合并心绞痛者可加用 β 受体阻滞剂。糖尿病合并高尿酸血症的患者慎用利尿剂。反复低血糖发作者，选用 β 受体阻滞剂应谨慎，以免掩盖低血糖症状。如需应用利尿剂和 β 受体阻滞剂时宜小剂量使用。有前列腺肥大且血压控制不佳的患者可使用 α 受体阻滞剂。高血压合并糖尿病的患者一般情况下血压达标通常需要 2 种或 2 种以上药物的联合治疗。

☞ 176 高血压合并糖尿病的患者血糖控制的目标水平是多少?

高血压合并糖尿病是临床常见的并存疾病，2018 年《中国高血压防治指南》建议，血糖的控制要求如下：糖尿病患者的糖化血红蛋白 < 7%；空腹血糖 4.4—7.0mmol/L；餐后 2 小时血糖或非空腹血糖 < 10.0mmol/L。

☞ 177 哪些高血压合并糖尿病的人群血糖控制目标可以适当放宽?

急性低血糖相对于长期慢性血糖水平较高者危险性更大，有些患者对于降糖药物敏感，或者血糖难以控制于目标水平，所以血糖水平可以适当放宽，如容易发生低血糖、病程长、老年人、合并症或并发症多、难以自我血糖监测的患者。

🔖 178 大多数高血压合并糖尿病的患者首选的降糖药物是什么？体重偏瘦或者二甲双胍不能有效控制血糖的可以选用什么降糖药物？

2018 年《中国高血压防治指南》推荐大多数高血压合并糖尿病的患者首选二甲双胍；体重偏瘦或单用二甲双胍不能有效控制血糖者，改用或加用 α 糖苷酶抑制剂、磺脲类或格列奈类降糖药或二肽基肽酶 -4 抑制剂、噻唑烷二酮类降糖药、钠 - 葡萄糖共转运蛋白抑制剂或注射类降糖药胰岛素或胰高血糖素肽 -1 激动剂。

🔖 179 新型钠-葡萄糖协同转运蛋白2（$SGLT_2$）抑制剂或GLP-1受体激动剂具有什么药理作用？

$SGLT_2$ 抑制剂药理作用：钠 - 葡萄糖协同转运蛋白 2（$SGLT_2$）表达于近端肾小管中，是负责肾小管滤过的葡萄糖重吸收的主要转运体。$SGLT_2$ 抑制剂通过抑制 $SGLT_2$，减少滤过葡萄糖的重吸收，降低葡萄糖的肾阈值，从而增加尿糖排泄。

GLP-1 受体激动剂药理作用：GLP-1 受体激动剂以葡萄糖浓度依赖性的方式增强胰岛素分泌、抑制胰高血糖分泌、延缓胃排空，通过中枢性的食欲抑制来减少进食量，具有减轻体重的作用。

🔖 180 采用2种中等以上剂量降糖药物而仍难以控制血糖者建议怎么办？

2018 年《中国高血压防治指南》建议高血压合并糖尿病患者，当采用 2 种中等以上剂量降糖药物而仍难以控制血糖时，建议白天口服降糖药，睡前注射中效或超长效胰岛素；如仍不能有效控制血糖，可一日多次注射胰岛素治疗。

🔖 181 什么情况下考虑采用短期胰岛素强化治疗，尽快控制血糖和保留胰岛β细胞功能？

糖尿病患者当空腹血糖 > 11mmol/L，或糖化血红蛋白 > 9% 伴明显高血糖症状的新发糖尿病患者。2018 年《中国高血压防治指南》建议，采用短期胰岛素强化治疗，尽快控制血糖和保留胰岛 β 细胞功能。

182　噻嗪类利尿药和β受体阻滞剂用在高血压合并糖尿病患者时应注意什么？

降压药物中的利尿剂和β受体阻滞剂（尤其是非选择性β受体阻滞剂），长期用于控制高血压患者的血压时，若大剂量应用可以出现血糖升高，或者β受体阻滞剂抑制心率掩盖低血糖心率增快等症状。所以高血压合并糖尿病患者需要应用利尿剂和β受体阻滞剂要掌握适应证，尽量小剂量应用。

183　高血压合并糖尿病肾功能不全的患者控制血糖应注意什么？

糖尿病肾功能不全的患者不仅肾小球滤过率下降造成血肌酐、尿素氮水平升高，也会使降糖药物的清除减少，遇到此类患者可首选经肾脏排泄较少的降糖药，避免降糖药物血浆药物浓度蓄积。严重肾功能不全的患者宜使用胰岛素治疗。

代谢综合征相关问答

184　代谢综合征的诊断标准有哪些条件？

当患者同时具备以下3项或3项以上即可做出诊断：（1）腹型肥胖：腰围男性≥90cm，女性≥85cm。（2）血压增高：血压≥130/85mmHg和（或）已确诊为高血压并治疗者。（3）血脂异常：空腹甘油三酯≥1.7mmol/L，空腹HDL-C<1.04mmol/L，或确诊血脂异常并药物治疗者。（4）高血糖：空腹血糖≥6.1mmol/L或糖负荷后2小时血糖≥7.8mmol/L，和（或）已确诊为糖尿病并治疗者。在代谢综合征各组分中，我国患者以合并高血压最为常见（65.4%），其次为血脂异常（男性高脂血症53.6%，女性低HDL-C血症49.4%）。

185　代谢综合征有哪些风险？

中国人群研究显示，与非代谢综合征患者相比，代谢综合征患者10年心血管病风险增加1.85倍，缺血性和出血性脑卒中的风险分别增加2.41和1.63倍。代谢综合征类型中以腹型肥胖合并高血压及低HDL-C者的心血管风险最高（增加5.25倍），如在上述组合基础上合并高血糖，则其脑血管病的发生风险增加16.58倍。

高血压合并外周动脉疾病相关问答

186 外周动脉疾病国内外患病率怎样?

国外流行病学调查显示,外周动脉疾病在普通人群中的患病率为 3%—10%,在 70 岁以上老年人中为 15%—20%。我国普通人群中的患病率为 2%—4%,60 岁以上人群中高达 16.4%,在合并高血压、糖尿病和代谢综合征等危险因素的患者中则更高。约半数外周动脉疾病患者存在高血压,可增加心血管事件和死亡风险。

187 高血压合并外周动脉疾病的降压目标水平是多少?

下肢外周动脉疾病伴高血压的患者血压应控制在 < 140/90mmHg。降压达标不仅可降低此类患者心脑血管事件的发生率,而且也能减缓病变的进程,降低患者的截肢率。降压过程中患肢血流可能有所下降,多数患者均可耐受。

188 高血压合并外周动脉疾病降压药物的应用原则是什么?

应首先选用 CCB 和 RAS 抑制剂如 ACEI 或 ARB,在降低血压的同时也能改善病变血管的内皮功能。一般不主张选用非选择性 β 受体阻滞剂。选择性 $β_1$ 受体阻滞剂治疗外周动脉疾病合并高血压有效,一般并不会增加病变血管的阻力,对冠心病事件有一定的预防作用,因此并非禁忌。利尿剂减少血容量,增加血液黏滞度,一般不推荐应用。

难治性高血压相关问答

189 难治性高血压的概念是什么?

关于难治性高血压有明确的诊断标准,并不是所有"不好控制"的高血压患者均是难治性高血压。2018 年美国 AHA 关于难治性高血压检测、评估和管理科学声明指出:难治性高血压是指应用了 3 种抗高血压药物(长效钙通道阻滞剂加 ACEI 或 ARB 和利尿剂),患者血压仍高于目标值,所有抗高血压药物已经应用到最大剂量或最大耐受剂量和给药次数;或者已经应用了四种作用机制不同的降压药物血达到了目标水平。2016年我国"难治性高血压诊断治疗中国专家共识"指出：在改善生活方式的基础上，应用了合理可耐受的足量≥3种降压药物（包括利尿剂）治疗＞1个月血压仍未达标，或服用≥4种降压药物血压才能有效控制，称为难治性高血压。

👁 190　难治性高血压的处理原则有哪些？

（1）难治性高血压的规范化诊断和处理需要有资质的专科医生确定。此时应将患者转诊至高血压专科。（2）确定是否进行了诊室外血压测量（家庭血压及动态血压），与患者有效沟通。关注患者长期用药的依从性。（3）分析影响血压下降的原因，尽量消除影响因素。主要有肥胖、代谢紊乱、钠盐摄入过多等不良生活习惯等。（4）调整降压联合方案。首先检查多药联合方案的组成是否合理。推荐选择常规剂量的RAS抑制剂+CCB+噻嗪类利尿剂，也可根据患者特点和耐受性考虑增加各药物的剂量，应达到全剂量。（5）效果仍不理想者可依据患者特点加用第四种降压药。可在醛固酮受体拮抗剂、β受体阻滞剂、α受体阻滞剂或交感神经抑制剂（可乐定）中做选择，但仍需要采用个体化治疗的原则。

高血压急症相关问答

👁 191　什么是高血压急症？包括哪些情况？高血压急症血压越高越严重吗？

高血压急症是血压短时间内严重升高，通常收缩压大于180mmHg和（或）舒张压大于120mmHg，同时伴有进行性心脏、大脑、肾脏等靶器官损害。高血压急症的靶器官损害主要包括高血压脑病、高血压伴颅内出血（脑实质出血或蛛网膜下腔出血）、脑梗死、心力衰竭、急性冠状动脉综合征（不稳定型心绞痛、急性心肌梗死）、主动脉夹层、嗜铬细胞瘤危象以及使用毒品如安非他明、可卡因、迷幻药等引起的血压突然显著升高、围术期血压突然显著升高、子痫前期或子痫等。同时需要注意的是，血压水平的高低与急性靶器官损害的程度并非成正比。也就是说即使是高血压急症也并非血压越高，情况越危急。一部分高血压急症并不伴有特别高的血压值，如并发急性肺水肿、主动脉夹层、心肌梗死等，血压仅为中度升高，但对靶器官功能影响重大，也应视为高血压急症。

192 什么是高血压亚急症？

高血压亚急症是指血压显著升高但不伴急性靶器官损害。患者可以有血压明显升高造成的症状，如头痛、胸闷、鼻出血、烦躁不安等。多数患者由于服药顺从性不好（如用药中断、血压控制不达标等）或治疗不足造成。区别高血压急症与高血压亚急症的唯一标准，是有无新近发生的急性进行性的靶器官损害，并非血压升高的程度。高血压急症有新近发生的急性进行性的靶器官损害，而高血压亚急症则无。

193 高血压急症的治疗原则是什么？

高血压急症时存在靶器官的进行性损伤，处理原则包括以下几方面：（1）持续监测血压及生命体征；去除或纠正引起血压升高的诱因及病因。（2）酌情使用有效的镇静药以消除恐惧心理。（3）尽快静脉应用合适的降压药控制血压，以阻止靶器官进一步损害，对受损的靶器官给予相应的处理，降低并发症并改善结局。

194 高血压急症降压药物应用的原则是什么？是否血压下降越快越好？

高血压急症发生时应选择有效的静脉用降压药物，同时根据受损的具体靶器官及肝肾功能状态选择药物。理想的静脉用降压药物应具有靶器官保护的功能，能预期降压的强度和速度并方便调节。经过初始静脉用药血压趋于平稳之后，可以开始衔接口服降压药物，并根据患者的血压情况逐渐减量静脉用降压药物的剂量直至停用。

195 高血压急症常用的静脉和肌肉注射药物有哪些？

根据《中国高血压防治指南》推荐的静脉和肌肉用降压药物，制作以下表格，具体用药方法以药物说明书为准。

高血压急症静脉注射或肌肉注射用降压药

药名	剂量	起效时间	持续时间	不良反应
硝普钠	6.25—12.5μg/min起泵入，根据血压调整剂量（围术期高血压） 0.25—10 μg·kg^{-1}·min^{-1}，IV（高血压急症） 起始剂量0.3—0.5 μg·kg^{-1}·min^{-1}，根据血压反应可逐渐增加剂量；最大剂量10 μg·kg^{-1}·min^{-1}（妊娠高血压；其安全级别C级）	立即	2—10分钟	低血压、心动过速、头痛、肌肉痉挛。连续使用超过48—72小时或剂量>2g·kg^{-1}·min^{-1}时可能导致氰化物中毒

续表

药名	剂量	起效时间	持续时间	不良反应
硝酸甘油	5—100μg/min，IV（高血压急症合并心肌缺血）	2—5分钟	5—10分钟	头痛、呕吐
酚妥拉明	2.5—5mg，IV（诊断嗜铬细胞瘤及治疗其所致的高血压发作，包括手术切除时出现的高血压，也可根据血压对本品的反应用于协助诊断嗜铬细胞瘤）	1—2分钟	10—30分钟	心动过速、头痛、潮红
尼卡地平	0.5—10μg·kg⁻¹·min⁻¹，IV（围术期高血压，高血压急症）起始剂量5mg/h，据血压反应逐渐增加至15mg/h（妊娠高血压，安全级别C级）	5—10分钟	1—4小时	心动过速、头痛、周围水肿、心绞痛、恶心、头晕，与硫酸镁合用可能抑制子宫收缩
艾司洛尔	0.15—0.3μg·kg⁻¹·min⁻¹泵入（围术期高血压）250—500μg/kg，IV继以50—300μg·kg⁻¹·min⁻¹静滴（高血压急症）	1—2分钟	10—20分钟	低血压、恶心
美托洛尔	3—5mg，静推，间隔5分钟重复，最大可用到15mg（围术期高血压）	5—10分钟	5—10小时	低血压、心力衰竭、心脏传导阻滞、头晕、疲劳、抑郁、支气管痉挛
拉贝洛尔	25—50mg，IV，15分钟可重复，总量可达200mg；也可静脉泵入，1—4mg/min（围术期高血压）20—80mg，IV，0.5—2.0mg/min静滴（高血压急症）	5—10分钟	3—6小时	恶心、呕吐、头麻、支气管痉挛、传导阻滞、体位性低血压
乌拉地尔	10—50mg，IV 6—24mg/h	5分钟	2—8小时	低血压、头晕、恶心、疲倦
依那普利拉	1.25—5mg/6h，IV	15—30分钟	6—12小时	高肾素状态血压陡降、变异度较大
地尔硫䓬	5—10mg，IV，或5—15μg·kg⁻¹·min⁻¹泵入（围术期高血压，高血压急症）	5分钟	30分钟	心动过缓、房室传导阻滞、低血压、心力衰竭、外周水肿、头痛、便秘、肝毒性
肼屈嗪	10—20mg，IV 10—40mg，IM	10—20分钟 20—30分钟	1—4小时 4—6小时	心动过速、潮红、头痛、呕吐、心绞痛加重
非诺多泮	0.03—1.6μg·kg⁻¹·min⁻¹，IV	<5分钟	30分钟	心动过速、头痛、恶心、潮红

续表

药名	剂量	起效时间	持续时间	不良反应
硫酸镁a	5g稀释至20mL，静脉慢推5分钟，继以1—2g/h维持；或5g稀释至20mL，每4h一次深部肌内注射。总量25—30g/d（妊娠高血压，严重先兆子痫）			尿量<600mL/d、呼吸<16次/分、腱反射消失时应及时停药

注：IV：静脉注射；IM：肌内注射；a 非高血压药物；急症降压药使用详见各种药物的说明书。

☞ **196　高血压急症降压的幅度和速度如何掌握？不同的急症（妊娠合并高血压急症、急性冠脉综合征、急性左心衰、主动脉夹层）如何注意降压幅度？**

在不影响脏器灌注基础上降压，渐进地将血压调控至适宜水平。初始阶段（1小时内）血压控制的目标为平均动脉压的降低幅度不超过治疗前水平的25%（可以从血压监护装置观察）。在随后的2—6小时内将血压降至较安全水平，一般160/100mmHg左右。如果可耐受，在以后24—48小时逐步降压达到正常水平。对于妊娠合并高血压急症的患者，应尽快、平稳地将血压控制到相对安全的范围（<150/100mmHg），并避免血压过度降低而影响胎盘血液循环。

不同靶器官受损的高血压急症降压的幅度及速度不同。如为合并急性冠脉综合征、急性左心衰，需要尽快（并非立即，具体降压速度根据患者的具体情况而定）将血压降至可以改善心脏供血、降低心肌氧耗量、改善心功能的水平。如为合并主动脉夹层，应该迅速降压至维持组织脏器基本灌注的最低血压水平，一般需要联合使用降压药，并要重视足量β受体阻滞剂的使用，如不适用β受体阻滞剂（如气道阻力增加），可考虑改用非二氢吡啶类CCB。

☞ **197　高血压亚急症的患者如何掌握降压的速度和幅度？必须用静脉降压药物吗？可以用什么口服药物控制血压？**

首先要明确高血压亚急症患者的血压可能会高于高血压急症患者（再次强调血压的高低不是区别二者的关键，是否存在进行性加重的靶器官损伤是区别二者的关键），但是高血压亚急症的危险程度明显低于高血压急症患者。

高血压亚急症的患者应在24—48小时将血压缓慢降至160/100mmHg。没有证据说明紧急降压治疗可以改善预后。并非一定需要通过静脉降压药物才能控制血压，也可通过口服降压药控制，常见的口服药物有CCB、ACEI、ARB、β受体阻滞剂、

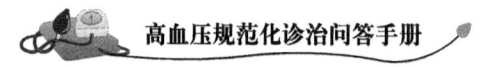

α受体阻滞剂等，还可根据情况应用襻利尿剂。

在这里强调的是当患者血压急剧升高时，按照高血压亚急症的处理原则控制血压，避免含化硝苯地平片，这样会使血压迅速下降，这也是有些医生或者患者常犯的错误。

围术期高血压相关问答

☞ 198　围手术期高血压的定义是什么？

患者在围手术期由于紧张、焦虑、恐惧等原因会造成血压升高，患者既往可无高血压病史。围术期高血压是指从确定手术治疗到与本手术有关的治疗基本结束期间内，患者的血压（SBP、DBP或平均压）升高幅度大于基础血压的30%，或SBP ≥ 140mmHg和（或）DBP ≥ 90mmHg。更有甚者会出现围手术期高血压危象，围手术期高血压危象指的是围术期出现短时间血压增高，并超过180/110mmHg。

☞ 199　什么情况容易引起围手术期高血压？

既往有高血压病史，术前血压控制不理想，有继发高血压或颅内高压者，有紧张、焦虑、恐惧等心理因素，尤其是舒张压超过110mmHg者易发生围术期血压波动。当患者出现围手术期血压升高时，应该准确评估患者的24小时血压状况，尤其有焦虑、急躁情绪以及恐惧手术的患者，偶测血压数值会明显高于24小时血压均值，选择降压药物时应加以重视。

☞ 200　哪些手术容易引起血压升高？

易发生高血压的手术类型有：动脉疾病如颈动脉、腹部主动脉、外周血管；腹腔和胸腔手术。严重高血压容易发生在心脏、大血管（颈动脉内膜剥脱术、主动脉手术）、神经系统和头颈部手术、肾脏移植以及大的创伤（烧伤或头部创伤）等手术中。

☞ 201　围手术期高血压的血压控制原则是什么？

基本原则是既要保证手术的顺利进行又要保证重要脏器灌注，降低心脏后负荷，维护心功能。如果术前已经服用β受体阻滞剂和CCB者可以继续维持，2018年《中国高血压防治指南》不建议继续使用ACEI及ARB，可能会导致术中及术后低血压。

2018年《欧洲高血压防治指南》指出：手术前停用ACEI和ARB类药物，得到了一项国际前瞻性队列研究的证据支持，在非心脏手术前24小时，停用ACEI或ARB，可以显著降低手术后30天的心血管事件发生率和死亡率。

202　围手术期高血压不同年龄和疾病的血压目标值分别是多少？如何掌握手术原则？

（1）年龄＜60岁患者血压目标水平与一般高血压患者相同，应控制在＜140/90mmHg。（2）年龄≥60岁，如不伴有糖尿病、慢性肾脏疾病，收缩压应该＜150mmHg。（3）高龄患者年龄＞80岁者，收缩压应维持在140—150mmHg，如伴糖尿病、慢性肾脏疾病，血压控制目标＜140/90mmHg。（4）进入手术室后血压仍高于180/110mmHg的择期手术患者，建议推迟手术，如确有手术需要（如肿瘤伴少量出血），家属同意可手术。（5）术前3级以上（＞180/110mmHg）的高血压患者，不建议在数小时内紧急降压治疗，否则常带来重要靶器官缺血及降压药物的副作用。（6）原则上对轻、中度高血压（＜180/110mmHg）可进行手术。（7）对危及生命的紧急状况，为抢救生命，不论血压多高，都应急诊手术；对严重高血压合并威胁生命的靶器官损害及状态，如高血压伴左心衰、不稳定心绞痛或变异型心绞痛、少尿型肾衰竭、严重低钾血症（＜2.9mmol/L）等，应在短时间内采取措施改善脏器功能状态。

203　几种降压药物在围手术期的注意事项

（1）长期服用β受体阻滞剂治疗心绞痛、心律失常、心力衰竭者，围手术期应继续用药，包括手术当天。（2）在选择降压药物时应避免中枢性降压药和酶抑制剂，以免麻醉期间发生顽固性低血压和心动过缓。（3）其他类降压药物可持续应用到手术当天，避免因停药而发生血压剧烈波动。（4）手术前停用ACEI和ARB类药物。

高血压的防治对策和策略相关问答

204　如何将高血压的预防及治疗纳入当地医疗卫生服务政策中？

高血压的预防和治疗始终是慢病管理的重要内容，专业技术支持需要和政府管理部分密切配合，联手行动。2018年《中国高血压防治指南》指出包括以下四方面：

（1）当地高血压流行状况的筛查和管理给予经费支持，药物治疗给予优惠政策。（2）对社区医生提供定期培训，允许非临床医生、护士、药师等培训后参与高血压患者的筛查、生活方式指导。（3）行政管理部门对复杂或难治的高血压患者提供顺畅的双向转诊通道。（4）将高血压的防治质量及效果作为各级医疗卫生服务机构业绩考核的主要评估指标。

205 终身管理高血压需要在哪一层医疗机构？

高血压一旦确诊绝大多数需要终身服药，规范化用药和管理血压至关重要，社区卫生服务部门是高血压防治的一线机构，高血压管理需要广覆盖，只有社区卫生服务部门能够承担这一职责。

社区规范化管理相关问答

206 2018年《中国高血压防治指南》对于社区初诊的高血压患者建议如何管理和随访？

只有规范化管理高血压患者，才能提高高血压的控制率，对于初诊的高血压患者，医生要严格按照《中国高血压防治指南》的要求进行管理。如表中的每一项工作均是非常重要也是必要的。

初诊高血压患者的管理

初诊	随诊
判断是否有靶器官损害	血压及有关的症状和体征
判断是否有继发性高血压的可能	治疗的副作用
对高血压患者进行心血管综合危险度评估，确定是否要干预其他心血管危险因素	影响生活方式改变和药物治疗依从性的障碍
给予生活方式指导和药物治疗	
制定下一次随访日期	
建议家庭血压监测	
登记并加入高血压管理	

207 社区高血压长期随访管理的内容有哪些？

高血压患者长期随访是一个漫长的过程，高血压患者的血压级别及危险程度不同，应该制定相对应的措施。根据患者的危险程度不同可以分为一级管理和二级管理。其主要内容有观察血压水平、是否按时按量用药、药物有无不良反应，同时应关注患者的心率、血脂、血糖等其他危险因素、靶器官损害和有无临床疾病。

208 哪些高血压患者可以一级管理？哪些高血压患者可以列入二级管理？管理内容分别有哪些？

2018年《中国高血压防治指南》指出一级高血压患者是血压已经达标的患者，由于一级高血压患者的危险程度较轻，管理要求和二级高血压患者相比相对较低。二级高血压患者是指在随访时血压仍未达标的患者，这部分患者管理要求较高，具体内容详见下表。

高血压分级随访管理内容

项目	一级管理	二级管理
管理对象	血压已达标患者	血压未达标患者
非药物治疗	长期坚持	强化生活方式敢于并长期坚持
随访频率	3个月1次	2—4周1次
药物治疗	维持药物治疗保持血压达标	根据指南推荐，调整治疗方案

注：随访内容：血压水平、治疗措施、不良反应、其他危险因素干预、临床情况处理等。根据患者存在的危险因素、靶器官损害及伴随临床疾病，可定期或不定期进行血糖、血脂、肾功能、尿常规、心电图等检查，高血压随访的方式以门诊随访和电话随访为主，有条件的特别是中青年人群可用网络随访。

209 在社区初诊的高血压患者符合哪些条件应该转诊至上一级医疗机构诊治？

虽然高血压患者需要在社区卫生服务部门长期随访和管理，但有些高血压患者初诊时情况危急，基层医疗条件有限需要首先转诊至上一级医疗机构诊治后再转回随访。这样就要求初诊医师应具备早期识别高血压患者急危重症的能力，将急危重症患者尽快转入上级医疗机构以改善患者预后，按照2018年《中国高血压防治指南》，存在以下情况之一者即具备转出条件：

（1）合并严重的临床情况或靶器官损害，需要进一步评估治疗。（2）多次测量血压水平达3级，需要进一步评估治疗。（3）怀疑继发性高血压患者。（4）妊娠和哺乳期妇女。（5）高血压急症及亚急症。（6）因诊断不明需要到上级医院进一步检查。

210 在社区随访的高血压患者符合哪些条件需要转出至上一级医疗机构诊治？

基层社区卫生服务机构的医生诊治以下患者有一定难度，需要将患者诊治至上一级医疗机构。

（1）采用2种以上降压药物规律治疗，血压仍不达标者。（2）血压控制平稳的患者，再度出现血压升高并难以控制者。（3）血压波动较大，临床处理有困难者。（4）随访过程中出现新的严重临床疾患或原有疾病加重。（5）患者服降压药后出现不能解释或难以处理的不良反应。（6）高血压伴发多重危险因素或靶器官损害而处理困难者。

211 2018年《中国高血压防治指南》建议高血压患者符合哪些条件可以从上级医院转回社区？

高血压的长期管理应当落实在社区，符合以下条件者在社区医院随访即可：（1）高血压诊断已明确。（2）治疗方案已确定。（3）血压及伴随临床情况已控制稳定。

212 通过什么方式使高血压患者参与自我管理？

良好的参与感更有助于患者血压的控制，所以高血压患者都应该不同程度地参与血压的自我管理。（1）改善依从性：全科医生应该利用自己的知识和技能、资源及患者喜欢的方式来帮助患者增强防治高血压的主动性及降压药物治疗的依从性。（2）患者自我管理小组：与居委会或村委会结合，开展高血压患者的教育。（3）家庭血压测量：指导患者开展家庭自我测量血压，建议有条件的患者使用经过国际标准认证合格的上臂式自动血压计自测血压。指导患者掌握测量技术和规范操作，如实记录血压测量结果，随访时提供给医务人员作为治疗参考。

继发性高血压相关问答

213 哪些肾实质性疾病可以导致血压升高？

此处所指的肾实质性疾病主要包括急慢性肾炎、肾病、多囊肾等。肾性高血压是最常见的继发性高血压，占成人高血压的 5%，占儿童高血压的 60% 以上，在慢性肾脏疾病患者中，高血压患病率高达 58.0%—86.2%。肾脏实质性疾病包括各种原发性肾小球肾炎（IgA 肾病、局灶节段肾小球硬化、膜增生性小球肾炎等），多囊肾性疾病，肾小管间质疾病（慢性肾盂肾炎、梗阻性肾病、反流性肾病等），代谢性疾病肾损害（糖尿病肾病等），系统性或结缔组织疾病肾损害（狼疮性肾炎、硬皮病等），单克隆免疫球蛋白相关肾脏疾病（轻链沉积病），遗传性肾脏疾病（Liddle 综合征等）。上述肾脏疾病导致血压升高的共同机制可能是通过肾素血管紧张素系统的激活、交感神经的亢进以及肾脏钠水调节的障碍而引起血压的升高。

如多囊肾的患者常为常染色体显性遗传，多囊肾侵犯双侧肾脏。由于囊肿多发、肾实质萎缩和纤维化导致功能肾单位减少，至 60 岁时有半数患者进入终末期肾衰竭。此时肾脏结构显著破坏，肾乳头和肾锥体难以辨认。70%—80% 患者会发生高血压，高血压的发生多数早于肾衰竭，高血压发生的机理是囊肿肾内的肾素 – 血管紧张素 – 醛固酮的活性增高导致肾血流量降低和肾血管阻力增大。在常染色体显性遗传多囊肾患者，因内皮依赖性血管舒张反应在小阻力血管受到损害，血管的 NO 产生减少也与高血压的发生相关。

慢性肾脏疾病患者肾血流量自我调节功能减退，容易导致肾脏缺血，肾脏产生的舒血管物质减少并刺激肾脏分泌肾素增多，肾素 – 血管紧张素 – 醛固酮系统活性增加导致小动脉收缩、外周血管阻力增加，加之慢性肾脏疾病患者若出现少尿或无尿时液体潴留也会促使高血压的发生。另外血管紧张素 II 可以激活交感神经系统，形成正反馈，加速高血压进程。持续交感神经兴奋及肾素血管紧张素醛固酮系统激活作用于心脏会导致心肌肥大、细胞凋亡、β 受体敏感性降低、肾血管壁增生、炎症和氧化应激，会导致引起一系列高血压并发症。一氧化氮减少、血管钙化和动脉粥样硬化可使血管壁僵硬度增加，血管舒缩功能障碍，从而促进高血压的发生发展。反之，高血压也加重肾动脉硬化及内皮功能不全，增加心脏负荷，加重左心室肥厚和心力衰竭，直接加速了终末期肾病进程及心血管并发症的发生发展。

214 慢性肾脏疾病的不同分期中高血压患病率分别有多少？

肾性高血压是最常见的继发性高血压，占成人高血压的 5%，占儿童高血压的 60% 以上。随着肾病病程进展，肾小球滤过率逐渐下降，患者逐渐进入慢性肾功能不全，患者发生高血压的风险随之上升。详见下表。

中国不同CKD分期患者高血压患病率

CKD分期		肾小球滤过率mL/（min·1.73m²）	高血压患病率（%）
1期		≥90	44.2
2期		60—89	65.2
3期	3a	45—59	75.6
	3b	30—44	81.2
4期		15—29	86.1
5期		<15或透析	91.0

☞ 215　哪些危险因素可以导致肾性高血压发生？

　　肾性高血压的病理生理机制、临床表现和治疗与普通高血压人群有所差异。肾性高血压发生的主要高危因素有：（1）年龄。随着年龄增长，特别是40岁以后，肾小球滤过率每年下降约1%。除此之外，肾功能减退对水盐调节能力下降、动脉粥样硬化也随年龄增加而增多，从而导致血压升高。（2）高盐饮食。氯化钠的摄入量与血压密切相关。在盐敏感性高血压患者，氯化钠摄入增加导致血容量扩张、血压升高。（3）肥胖。特别是腹型肥胖，是肾性高血压的重要危险因素。（4）甲状旁腺功能亢进。进展期慢性肾脏病（CKD）患者常存在不同程度的低血钙、高血磷以及维生素D缺乏，这些因素持续刺激甲状旁腺分泌甲状旁腺激素（PTH），导致高甲状旁腺激素血症或继发性甲状旁腺功能亢进。甲状旁腺激素可能通过激活肾素－血管紧张素－醛固酮系统、诱导内皮素合成增加、激活交感神经系统、动脉僵硬度增加、血管顺应性下降影响血压。（5）睡眠障碍。CKD患者常合并睡眠障碍，主要表现为失眠、日间嗜睡、不宁腿综合征、周期性肢体运动障碍和睡眠呼吸暂停综合征。（6）药物。CKD患者常需要药物维持治疗，但药物可以导致高血压，即药物诱导的高血压（DIH）。常见引起血压增高的药物包括重组人红细胞生成素、糖皮质激素、免疫抑制剂（如环孢素A、他克莫司）、非甾体抗炎药、抗抑郁药和口服避孕药等。（7）肾移植。流行病学资料显示，70%—90%的肾移植受者合并高血压或需服用降压药物治疗。高血压是肾脏移植受者最常见的并发症。肾移植受者的高血压与免疫抑制剂和糖皮质激素有关。此外，移植肾动脉狭窄（TRAS）、移植物延迟复功、急性排斥反应、慢性移植物失功、原有肾脏疾病复发及移植物新生肾病均可以导致肾移植受者术后高血压。

216 肾素血管紧张素醛固酮系统抑制剂在肾性高血压患者的应用原则有哪些?

由于肾素血管紧张素醛固酮系统抑制剂可影响肾功能,造成血钾、肌酐升高,从而造成肾性高血压患者不能应用肾素血管紧张素醛固酮系统抑制剂的认识误区。相反,由于肾素血管紧张素醛固酮系统抑制剂有减少肾小球高滤过、减轻蛋白尿,延缓进入慢性肾功能不全时间等优点,应在排除禁忌证后积极给予肾素血管紧张素醛固酮系统抑制剂。

肾素血管紧张素醛固酮系统抑制剂包括血管紧张素转换酶抑制剂(ACEI)、血管紧张素Ⅱ型受体拮抗剂(ARB)、醛固酮拮抗剂(AA)和直接肾素抑制剂(DRI)。(1) ACEI、ARB:CKD患者无论是否合并糖尿病,推荐ACEI和ARB作为优选降压药物,尤其出现蛋白尿后更加推荐。CKD3—4期患者可以谨慎使用ACEI或ARB,建议初始剂量减半,严密监测血钾、血肌酐及GFR的变化,及时调整药物剂量和类型。单侧肾动脉狭窄可使用ACEI或ARB治疗;双侧肾动脉狭窄禁用ACEI或ARB类药物。(2)AA:难治性高血压患者联合降压药物治疗时可以考虑使用AA,可以改善降压效果。使用AA需要严密监测血钾、血肌酐及GFR的变化,及时调整药物剂量。此外AA有雌激素样作用,可能引起男性乳房发育,依普利酮可以避免AA的相关不良反应。(3)DRI:尽管美国食品药品监督管理局(FAD)批准DRI上市用于治疗高血压,但仍不明确DRI是否与ACEI和ARB有相近疗效。在ACEI或ARB基础上使用阿利吉仑,没有看到明确的肾脏和心血管获益。因此不推荐DRI和ACEI或ARB联合使用。

217 钙离子拮抗剂治疗肾性高血压有何特点?

钙离子拮抗剂通过阻断血管平滑肌细胞的钙离子通道可导致血管扩张来降低血压,还可抑制入球小动脉收缩,增加肾小球内压及血流量使GFR升高,所以肾性高血压是应用钙离子拮抗剂的良好适应证,二氢吡啶类CCB降压疗效强,主要由肝脏排泄,不为血液透析所清除,治疗肾性高血压没有绝对禁忌证。尤其适用于有明显肾功能异常、单纯收缩期高血压、低肾素活性或低交感活性的高血压以及合并动脉粥样硬化的高血压患者。此外,二氢吡啶类CCB降压作用不受高盐饮食影响,特别适用于盐敏感性高血压患者。

☞ 218　各种利尿剂在肾性高血压的治疗地位如何？

肾性高血压发病的主要机制是血容量增加，尤其是出现肾功能不全时，GFR下降，极易发生水钠潴留，血容量增加，所以利尿剂在肾性高血压中有不可取代的地位，而且利尿剂与 ACEI 或 ARB 联用可以降低高钾血症的风险。

根据作用部位，将利尿剂分为碳酸酐酶抑制剂（作用于近端小管）、袢利尿剂（作用于髓袢）、噻嗪类利尿剂（作用于远端小管）和保钾利尿药（作用于集合管和远端小管），其中保钾利尿药又分为盐皮质激素受体阻滞剂（如螺内酯或依普利酮）和上皮钠通道阻滞剂。噻嗪类利尿剂可用于轻度肾功能不全者（CKD1—3期），CKD4 期时，推荐应用袢利尿剂。保钾利尿剂可应用于CKD1—3期，CKD4期时慎用，且常与噻嗪类利尿剂及袢利尿剂合用。碳酸酐酶抑制剂利尿作用弱，现已很少作为利尿剂使用。

☞ 219　β受体阻滞剂可以治疗肾性高血压吗？

长期使用β受体阻滞剂者应遵循撤药递减剂量原则，尤其合并冠心病患者突然停药可导致高血压反跳、心律失常或心绞痛加剧，甚至发生心肌梗死。故β受体阻滞剂一般不用于单药起始治疗肾性高血压，多用于伴快速性心律失常、交感神经活性增高、冠心病、心功能不全者。在排除禁忌证后，也常联合用药控制肾性高血压。

☞ 220　α受体阻滞剂常用于控制肾性高血压患者的血压吗？

α受体阻滞剂一般不作为降压治疗的首选药物，多用于难治性高血压患者的联合降压治疗。临床上特别适用于夜间服用α受体阻滞剂控制清晨高血压、老年男性高血压伴前列腺肥大患者。使用α受体阻滞剂时，应预防体位性低血压，使用中注意测量坐、立位血压。

☞ 221　推荐肾性高血压患者常用的联合降压药物有哪些方案？各种联合分别有什么优势？

肾性高血压联合降压方案的确定需要考虑肾性高血压的发病机制，肾实质性高血压发生的机制主要有以下几方面因素：（1）肾实质损害后，肾小球滤过虑（GFR）下降，肾脏排钠能力降低，引起体内钠水潴留，血管平滑肌细胞内水钠及钙含量增加，导致血管壁增厚，阻力增加，血压升高。（2）肾实质疾病时，肾素释放增加，通过肾素-血管紧张素-醛固酮系统，引起全身小动脉收缩，造成肾素依赖性高血压。（3）肾交感神经兴奋性增高，肾血流量和GFR下降，肾素分泌增加，作用于肾小管促使钠潴留，动脉收缩，血管阻力增加，心率加快、每搏量和总的心排血量增加，血压升高。（4）血管活性物质的变化。升压物质增加，常见的有加压素、内皮素、内源性洋地黄因子等；降压物质减少，如前列腺素、肾髓质抗高血压物质、一氧化氮、利尿钠激素、内皮源性舒张因子等。（5）其他机制，包括胰岛素的蓄积、甲状旁腺功能亢进、贫血等。所以建议联合使用两种或两种以上降压药物控制血压。

根据高血压发生的机制常用以下联合降压方案：（1）两药的联合：常用的两药联合降压治疗方案包括 ACEI 或 ARB ＋二氢吡啶类 CCB，ACEI 或 ARB ＋噻嗪类利尿剂，二氢吡啶类 CCB ＋噻嗪类利尿剂。联合的优势是 ACEI 或 ARB 可抑制二氢吡啶类 CCB 引起的 RAAS 激活和下肢水肿等不良反应，二者联合降压效果增强，不良反应减少；ACEI 或 ARB ＋噻嗪类利尿剂有利于控制血压和减少高钾血症等不良反应，是各国高血压指南推荐的联合方案；当 CKD4 期时，采用袢利尿剂取代噻嗪类利尿剂。二氢吡啶类 CCB 可引起液体潴留，利尿剂可减轻 CCB 带来的水钠潴留，二者联用有利于 CKD 患者的血压控制和减少不良反应。（2）三药以上的联合：难以控制血压的患者可采用 ACEI 或 ARB ＋ CCB ＋噻嗪类利尿剂组成的三药联合方案。若 ACEI 或 ARB ＋ CCB ＋噻嗪类利尿剂充分治疗后血压仍不能达标的难治性高血压患者，建议螺内酯作为第4种降压药物。经过这一方案足量充分治疗后若血压仍不达标，可以考虑加用 α 受体阻滞剂、β 受体阻滞剂、α/β 受体阻滞剂、中枢降压药等，但加用哪种药物疗效最佳，必须遵循个体化原则选择适合患者的降压药物。

ACEI 和 ARB 联用会引起肾衰竭和高钾血症发生风险增加，低血压发生风险也升高，故不推荐联合使用 ARB 和 ACEI。

222 肾动脉狭窄诊断的内容包括哪几方面？

肾动脉狭窄诊断最终由影像学检查而确诊，一般包括超声检查、核磁共振或者增强 CT 扫描。诊断成立时应该进一步明确以下几个问题，以使患者得到最恰当的治疗：（1）明确病因；（2）明确病变部位及程度；（3）狭窄侧血流动力学状况；（4）评估血管重建患者是否能获益。如果仅通过影像学检查依据肾动脉狭窄＞50% 做出诊断是很不全面的。

223 肾动脉狭窄一定会引起血压高吗？

一般肾动脉狭窄程度＞50%可能会引起肾血管性高血压。当狭窄的动脉发生以下病理生理改变时才会引起血压升高。肾动脉狭窄后患侧肾脏血流量下降，随之肾素－血管紧张素－醛固酮系统被激活，血循环中血管紧张素Ⅱ升高可收缩血管使血压上升，血管紧张素Ⅱ可同时刺激肾上腺皮质球状带分泌醛固酮增加，水钠潴留与血容量增多以及肾素－血管紧张素－醛固酮系统的激活，两个因素共同作用导致血压升高，有些患者可出现血压急剧升高。

224 肾动脉狭窄常见的病因有哪些？

肾动脉狭窄的患病率约占高血压人群的1%—3%，在继发性高血压人群可达20%。动脉粥样硬化是引起我国肾动脉狭窄的最常见病因，约为82%，其次为大动脉炎（约12%）、纤维肌性发育不良（约5%）及其他病因占1%。经动脉血管造影目前仍是诊断肾动脉狭窄的金标准。

225 肾动脉狭窄的降压药物治疗原则是什么？

肾血管性高血压的降压药物治疗，按照2018年《中国高血压防治指南》的推荐，降压目标值为＜140/90mmHg。（1）首选药物为钙通道阻滞剂，因为该类药物一般不影响已经发生肾动脉狭窄的肾脏功能，但由于容量的扩张可进一步激活肾素－血管紧张素－醛固酮系统的活性。（2）血管紧张素转化酶抑制剂或血管紧张素Ⅱ受体拮抗剂特异性抑制肾素－血管紧张素－醛固酮系统，属于最有效的肾血管性高血压的治疗药物，可针对肾素－血管紧张素－醛固酮的激活而发挥作用，如无禁忌证可作为一线药物推荐，但有可能使孤立肾肾动脉狭窄的肾脏功能或双侧肾动脉狭窄患者的肾功能恶化，开始应用时要密切监测患者的肾功能，如肾小球滤过率下降超过30%或血清肌酐上升超过0.5mg/dL，建议停用或减量。（3）β受体阻滞剂可抑制肾素释放，但单独使用时降压幅度小，可以和钙离子通道阻滞剂联合应用。（4）利尿剂由于具有利尿减少血容量的作用，会进一步激活肾素－血管紧张素－醛固酮系统，从病理生理上看一般不宜单独应用于肾血管性高血压，但并非禁忌证，可以与其他药物联合使用。

226 先天性和获得性主动脉缩窄的狭窄部位有什么区别？主要是什么病因造成的？为什么会血压升高？

主动脉缩窄包括先天性及获得性主动脉缩窄两种情况。先天性主动脉缩窄是常见的先天性心脏病，发病率为活产婴儿的 1/2500，占所有先天性心脏病的 6%—8%，男女比例为（1.27—1.74）：1。先天性主动脉缩窄表现为主动脉的局限性狭窄或闭锁，发病部位常在主动脉峡部原动脉导管开口处附近，个别可发生于主动脉的其他位置。获得性主动脉缩窄主要包括大动脉炎、动脉粥样硬化及主动脉夹层剥离等所致的主动脉狭窄。

主动脉缩窄造成血压升高的原因：主动脉狭窄造成血流再分布，狭窄部位以上血管内压力增加，血压升高，狭窄部位在肾动脉开口以上部位者则因肾组织缺血导致肾素 - 血管紧张素 - 醛固酮激活，水钠潴留，最终导致高血压。

227 主动脉缩窄临床表现有哪些？

正常情况下，下肢血压应该高于上肢血压。在主动脉缩窄的患者中，由于主动脉狭窄，所以出现缩窄部位以下组织灌注不足，其临床表现为上肢高血压，而下肢脉弱或无脉，双下肢血压明显低于上肢（ABI < 0.9）。听诊狭窄血管周围有明显血管杂音。临床可表现为难治性高血压和上、下肢血压差大，其余临床表现不典型，可有反复呼吸道感染、心功能不全、紫绀等。单纯主动脉缩窄早期无特殊症状，少数有头晕、头痛；复杂型先天性主动脉缩窄的临床表现主要取决于合并畸形的情况，可发生心功能不全、充血性心力衰竭。动脉导管发生生理性闭合后，肺循环压力增加，患儿可出现多汗、呼吸急促、喂食困难、心率增快、心界扩大等症状和体征。合并心脏畸形的患儿，若右向左分流大于左向右分流时，左手、足趾可呈现紫绀。当缩窄部位在左锁骨下动脉近心端时，可出现左上、下肢脉搏和血压均减弱的情况，右侧肢体脉搏血压明显高于左侧，故临床上疑诊先天性主动脉缩窄的患儿应测双臂血压。临床上应注意与体循环灌注不足时全身性低血压鉴别。

228 怎么诊断阻塞性睡眠呼吸暂停综合征？怎么划分轻中重度？

目前诊断阻塞性睡眠呼吸暂停综合征的通用方法是通过多导睡眠呼吸监测仪判断。根据呼吸暂停低通气指数（AHI）的多少判断轻、中和重度。呼吸暂停低通气指数是指平均每小时睡眠呼吸暂停低通气的次数，依据 AHI 可分为轻、中、重三度，轻度：AHI5—15次/小时；中度：AHI15—30次/小时；重度：AHI≥30次/小时。

229 阻塞性睡眠呼吸暂停综合征患者血压升高的机制是什么？

阻塞性睡眠呼吸暂停综合征是睡眠呼吸障碍中常见的疾病，其发生的原因是由于在睡眠期间上呼吸道肌肉塌陷，呼吸暂停或口鼻气流量大幅度减低，导致间歇性低氧、睡眠片段化、交感神经过度兴奋、肾素－血管紧张素－醛固酮激活以及神经体液调节障碍等。该类患者中高血压的发病率为35%—80%。

230 不同程度的阻塞性睡眠呼吸暂停综合征患者治疗原则有什么不同？

无论何种程度的阻塞性睡眠呼吸暂停综合征患者，首先均应该生活方式干预治疗，包括减重、适当运动、戒烟限酒、侧卧睡眠等。（1）对轻度阻塞性睡眠呼吸暂停综合征的患者，建议行口腔矫正器治疗；（2）轻度阻塞性睡眠呼吸暂停综合征但症状明显（如白天嗜睡、认知障碍、抑郁等），或并发心脑血管疾病和糖尿病等的患者，以及中、重度阻塞性睡眠呼吸暂停综合征患者（AHI＞15次/小时），建议给予无创通气（CPAP）治疗。

231 原发性醛固酮增多症的类型有哪些？原发性醛固酮增多症患病率高吗？

原发性醛固酮增多症（原醛症）是肾上腺皮质球状带自主分泌过多醛固酮，导致高血压、低钾血症、肾素活性受抑为主要表现的临床综合征。它可有几种类型，常见类型有醛固酮瘤（35%）、特发性醛固酮增多症（60%），其他少见类型有肾上腺皮质癌、家族性醛固酮增多症，如糖皮质激素可抑制性醛固酮增多症（GRA）。原发性醛固酮增多症在高血压人群中占5%—10%，在难治性高血压中约占20%。既往资料报告该疾病在高血压人群中不到1%。随着诊断技术的提高，特别是将血浆醛固酮与肾素活性比值（ARR）作为原醛症筛查指标后，使相当一部分血钾正常的原醛症患者得以发现并确诊。

232 筛查原发性醛固酮增多症有几个步骤？

临床诊断流程包括筛查、确诊、分型三个步骤。（1）初步筛查方法是检测血浆醛固酮水平、肾素活性或者直接肾素浓度，并计算醛固酮/肾素比值（ARR）。当患者ARR超过剪切值时至少复查一次，第二次结果与第一次类似时进行下一步诊断。（2）醛固酮确证试验，目前推荐的有卡托普利抑制试验、氟氢可的松抑制试验、生理盐水输注试验以及口服盐试验。(3)醛固酮抑制试验阳性的患者需要确定原发性醛固酮增多症的类型或者病因,包括肾上腺影像学检查和分侧肾上腺静脉取血(AVS),以及基因的检测。

233 哪些人群是原发性醛固酮增多症的易患人群?

2016 年美国 The Management of Primary Aldosteronism:Case Detection,Diagnosis,and Treatment:An Endocrine Society Clinical Practice Guideline 和中国"原发性醛固酮增多症诊断治疗的专家共识"均推荐以下人群为原发性醛固酮增多症的高危人群:(1)持续性血压大于 160/100mmHg 的患者;(2)难治性高血压(应用三种作用机制不同的降压药物其中包括一种利尿剂,适当地剂量和疗程之后血压仍然>140/90mmHg 的患者或者四种类型或以上的降压药物应用血压可降至<140/90mmHg 的患者);(3)高血压患者合并自发性或利尿剂引起的低钾血症;(4)高血压并肾上腺(偶发)瘤患者;(5)高血压并睡眠呼吸暂停综合征患者;(6)家族中有年龄小于 40 岁的早发高血压或脑血管意外家族史的高血压患者;(7)原发性醛固酮增多症患者的高血压一级亲属。

234 原发性醛固酮增多症患者手术前免于做肾上腺静脉取血的指征有哪些?

原发性醛固酮增多症是继发性高血压疾病中筛查、确诊最烦琐的疾病,为了简化筛查流程,2016 年美国 The Management of Primary Aldosteronism:Case Detection,Diagnosis,and Treatment:An Endocrine Society Clinical Practice Guideline 指出符合以下几条可以免于做肾上腺静脉取血(AVS):(1)年龄小于 35 岁。(2)具有典型临床表现:自发性低血钾、高血浆醛固酮(大于 30ng/dL 或 831pmol/L)、CT 扫描单侧肾上腺明确的占位。2016 年中国"原发性醛固酮增多症诊断治疗的专家共识"推荐免于做肾上腺静脉取血(AVS)的指征与美国有所不同:(1)年龄小于 40 岁。(2)肾上腺 CT 扫描显示单侧腺瘤且对侧肾上腺正常的患者。(3)肾上腺手术高风险患者。(4)怀疑肾上腺皮质癌的患者。(5)已经证实患者为 GRA(糖皮质激素可依赖性原发性醛固酮增多症)或家族性醛固酮增多症Ⅲ型(familial hyperaldosteronism type,FH-Ⅲ)。

235 嗜铬细胞瘤的患病率有多少?男女性患病率有无差异?

嗜铬细胞瘤和副神经节瘤(pheochromocytoma and paraganglioma,PPGL)是分别

起源于肾上腺髓质或肾上腺外交感神经链的肿瘤，嗜铬细胞瘤和副神经节瘤是一种少见的内分泌疾病，目前国内尚没有关于嗜铬细胞瘤发病率或患病率的数据。较早的国外资料显示，在普通高血压门诊中嗜铬细胞瘤的患病率为0.2%—0.6%，生前未诊断而在尸检中的发现率为0.05%—0.1%。嗜铬细胞瘤和副神经节瘤在儿童高血压患者中患病率为1.7%，在肾上腺意外瘤中约占5%。各年龄段均可发病，发病高峰为30—50岁，男女发病率基本相同。

236 嗜铬细胞瘤和副神经节瘤有遗传性吗？

嗜铬细胞瘤和副神经节瘤患者中有遗传性者占35%—40%，与散发性患者相比，遗传性肿瘤患者起病较年轻并呈多发病灶。若在非嗜铬组织中发现转移病灶时则定义为恶性嗜铬细胞瘤，占10%—17%；超过40%的恶性嗜铬细胞瘤的发病与SDHB的基因突变有关。所以当嗜铬细胞瘤能确诊时一般建议进一步做致病基因的检测。

237 嗜铬细胞瘤和副神经节瘤可有哪些表现？

嗜铬细胞瘤和副神经节瘤是来源于肾上腺髓质或肾上腺外神经链嗜铬细胞的肿瘤，瘤体可分泌过多儿茶酚胺（CA），引起持续性或阵发性高血压和多个器官功能及代谢紊乱，是临床可治愈的一种继发性高血压。由于该疾病涉及的脏器较广泛，有时临床表现错综复杂，可有为阵发性、持续性或阵发性加重的高血压；高血压发作时伴头痛、心悸、多汗三联征是典型的症状，患者可伴有血糖、血脂的代谢异常。

238 嗜铬细胞瘤和副神经节瘤首选的定性检查方法有哪些？

嗜铬细胞瘤和副神经节瘤患者合成、分泌儿茶酚胺类激素增多，所以测定血、尿中儿茶酚胺类激素及其代谢产物是诊断嗜铬细胞瘤和副神经节瘤的首选定性检测方法。目前国内外一直公认的敏感性和特异性较高的定性检测方法是血浆和/或尿液游离甲氧基肾上腺素（FMN）、甲氧基去甲肾上腺素（FNMN）。之前传统的定性检测方法如儿茶酚胺的最终代谢产物尿香草基杏仁酸（VMA）以及儿茶酚胺原型（肾上腺素、去甲肾上腺素）的敏感性和特异性均次于FMN、FNMN。

239 嗜铬细胞瘤和副神经节瘤的定位检查方法有哪些？

嗜铬细胞瘤和副神经节瘤起源于肾上腺髓质、交感神经节或其他部位的嗜铬组织，常用的定位检查方案有超声、CT、MRI等。2016年中国"嗜铬细胞瘤和副神经节瘤诊断治疗的专家共识"建议：（1）首选计算机断层扫描（CT）作为嗜铬细胞瘤和副神经节瘤定位的影像学检查，CT 对胸、腹和盆腔组织有很好的空间分辨率，并可发现肺部转移病灶，增强 CT 诊断嗜铬细胞瘤的敏感性为 88%—100%。（2）推荐磁共振成像（MRI）用于以下情况：①探查颅底和颈部副神经节瘤，其敏感性 90%—95%。②有肿瘤转移的患者。③CT 检查显示体内存留金属异物伪影。④对 CT 造影剂过敏以及如儿童、孕妇、已知种系突变和最近已有过度辐射而需要减少放射性暴露的人群。

☞ 240　检测血浆和尿液游离甲氧基肾上腺素（FMN）、甲氧基去甲肾上腺素（FNMN）注意事项有哪些？

检测结果是否准确关系到诊断的正确与否，由于血浆中儿茶酚胺受体位及应激状态的影响，建议患者休息 30 分钟后于仰卧位或坐位时抽血，还应避免应激、食用咖啡因类食物。检测 24 小时尿 FMN、FNMN 的患者应留取 24 小时尿量并保持尿液酸化状态再检测 FMN、FNMN 水平。使用液相色谱串联质谱分析或液相色谱电化学检测方法测定 FMN、FNMN 可提高准确性。

☞ 241　哪些药物可以引起血浆或尿液游离甲氧基肾上腺素（FMN）、甲氧基去甲肾上腺素（FNMN）水平升高？

可造成血浆或尿液 FMN、FNMN 升高的药物有对乙酰氨基酚、α甲基多巴、三环类抗抑郁药、丁螺环酮、单胺氧化酶抑制剂、拟交感神经药、可卡因、柳氮磺胺吡啶、左旋多巴、酚苄明、β受体阻滞剂和拉贝洛尔。

☞ 242　哪些人群应该进行筛查嗜铬细胞瘤和副神经节瘤？

2016 年中国"嗜铬细胞瘤和副神经节瘤诊断治疗的专家共识"建议以下人群应该进行嗜铬细胞瘤筛查：

（1）有嗜铬细胞瘤和副神经节瘤的症状（出汗多、心悸等）和体征，尤其有阵发性高血压发作的患者。（2）使用多巴胺 D_2 受体拮抗剂、拟交感神经类、阿片类、去甲肾上腺素或 5-羟色胺再摄取抑制剂、单胺氧化酶抑制剂等药物可诱发嗜铬细胞瘤症状发作的患者。（3）肾上腺意外瘤伴有或不伴有高血压的患者。（4）有嗜铬细胞瘤和副神经节瘤家族史或嗜铬细胞瘤相关遗传综合征家族史的患者。（5）有既往史的嗜铬细胞瘤和副神经节瘤患者。

243 哪些检查属于嗜铬细胞瘤和副神经节瘤的功能影像学检查？

临床遇到嗜铬细胞瘤和副神经节瘤难于定位诊断时，需要做功能定位检查以明确肿瘤的生长部位，以下检查属于功能影像学检查：

（1）间碘苄胍（metaiodobenzylguanidine，MIBG）显像：123I-MIBG 显像诊断嗜铬细胞瘤和副神经节瘤的敏感性高于 131I-MIBG 显像，其诊断肾上腺内嗜铬细胞瘤和肾上腺外嗜铬细胞瘤（副神经节瘤）的敏感性分别为 85%—88%、56%—75%，特异性分别为 70%—100%、84%—100%。MIBG 显像对转移性、复发性嗜铬细胞瘤和副神经节瘤，位于颅底和颈部、胸腔、膀胱副神经节瘤，与 SDHx（尤其是 SDHB）基因相关嗜铬细胞瘤和副神经节瘤的检出敏感性较低。恶性嗜铬细胞瘤和副神经节瘤患者发生转移且不能手术时，如 MIBG 显像阳性，则可应用 131I-MIBG 治疗。

（2）生长抑素受体显像：对头颈部副神经节瘤定位的敏感性为 89%—100%，明显优于 MIBG（18%—50%）；对副神经节瘤定位的敏感性（80%—96%）高于肾上腺素内嗜铬细胞瘤（50%—60%），故推荐可用生长抑素受体显像来筛查恶性副神经节瘤的转移病灶。

（3）18 氟-脱氧葡萄糖正电子发射断层扫描（18F-FDG-PET/CT）：建议用于肾上腺外的交感性副神经节瘤、多发性、恶性和（或）SDHB 相关的嗜铬细胞瘤和副神经节瘤的首选定位诊断，其对转移性嗜铬细胞瘤和副神经节瘤的诊断敏感性为 88%。

244 嗜铬细胞瘤病人应用肾上腺素能受体拮抗剂应该注意什么？

肾上腺素能受体拮抗剂包括 α 受体阻滞剂和 β 受体阻滞剂，两者在临床上均可用以治疗高血压，但由于受体作用部位不同，药理作用不完全相同。嗜铬细胞瘤患者由于长期儿茶酚胺分析过量，肾上腺素能受体处于过度激活状态，如果首先应用 β 受体阻滞剂，由于外周血管的 β 受体被阻止，阻断了 β 受体介导的舒血管效应，此时 α 受体仍处在被激活状态，会导致外周血管收缩，血压会进一步升高。所以嗜铬细胞瘤患者在使用 β 受体阻滞剂之前必须先用 α 受体阻滞剂，当需要撤掉肾上腺素能受体拮抗剂时也应注意先停用 β 受体阻滞剂。

245 什么是嗜铬细胞瘤和副神经节瘤危象？怎么处理？

嗜铬细胞瘤和副神经节瘤患者在某些诱因的作用下，如手术前或术中挤压、触碰肿瘤、使用某些药物（如糖皮质激素、β受体阻滞剂、胃复安、麻醉药）以及创伤、其他手术应激等，短期内释放大量儿茶酚胺而诱发。嗜铬细胞瘤和副神经节瘤危象发生率约为10%。临床表现可为严重高血压或高、低血压反复交替发作；出现心、脑、肾等多器官系统功能障碍，如心肌梗死、心律失常、心肌病、心源性休克、肺水肿；急性呼吸窘迫综合征（ARDS）；脑血管意外、脑病、癫痫；麻痹性肠梗阻、肠缺血；肝、肾功能衰竭等；严重者导致休克，最终致呼吸、循环衰竭死亡。

嗜铬细胞瘤和副神经节瘤患者一旦出现高血压危象，应从静脉泵入α受体阻滞剂（如乌拉地尔或酚妥拉明），可从小剂量开始并严密监测血压、心率变化，根据患者对药物的降压反应，逐渐增加和调整剂量；当高血压危象被控制，患者病情平稳后，再改为口服α受体阻滞剂治疗做手术前准备。如高、低血压反复交替发作时，除静脉泵入α受体阻滞剂外，还需另建一条静脉通道进行容量补液、监测血流动力学指标并纠正低容量休克。嗜铬细胞瘤和副神经节瘤危象死亡率较高，需多学科合作，密切监测并对患者进行个体化指导治疗。

☞ 246 嗜铬细胞瘤和副神经节瘤的诊治流程有哪些？

嗜铬细胞瘤和副神经节瘤是一种疑难复杂的内分泌性疾病，由于肿瘤可生长于全身沿交感神经链分布的多个部位，故对其诊断首先明确是否有嗜铬细胞瘤和副神经节瘤，之后需要定位明确肿瘤的部位。治疗方法有手术、核素治疗等涉及多个学科。2016年中国"嗜铬细胞瘤和副神经节瘤诊断治疗的专家共识"绘制的诊治流程图如下。

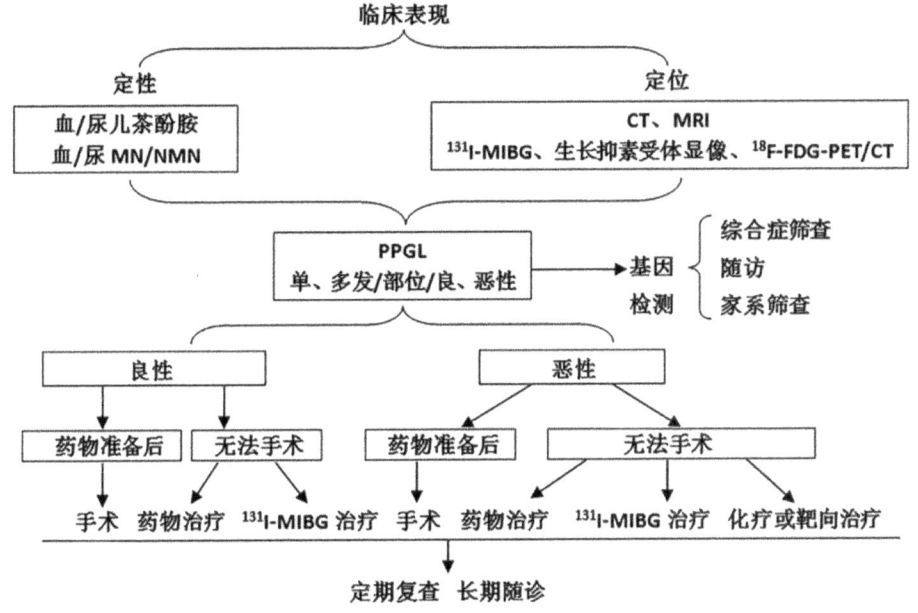

247 什么是库欣综合征？

库欣综合征是由于肾上腺皮质长期过量分泌皮质醇而引起的一系列临床症候群，根据皮质醇来源的不同分为促肾上腺皮质激素（ACTH）依赖性和ACTH非依赖性两种类型。前者占80%—85%，主要包括库欣病和异位ACTH综合征；后者占10%—20%，主要包括肾上腺皮质腺瘤和肾上腺皮质癌等。此外，长期应用外源性糖皮质激素或嗜酒等也可以引起类似库欣综合征的临床表现，此种类型称为药物性（医源性）库欣综合征或类库欣综合征。

248 库欣综合征典型的临床表现有哪些？

库欣综合征典型的临床变现可有向心性肥胖、满月脸、多血质、皮肤紫纹等。此外过高的皮质醇血症可伴发多种合并症，如引起高血压、糖代谢异常、低钾血症和骨质疏松等。但在临床上也可以见到非典型外观的库欣综合征，故遇到高血压患者需要筛查继发性高血压时不仅注重患者的外貌特征，当不能排除库欣综合征时应检测血浆皮质醇及其节律。

249 库欣综合征患者会出现高血压吗？

库欣综合征患者由于过量的糖皮质激素分泌，导致一系列病理过程，是一种能够引起继发性高血压的重要疾病，其中80%以上的成人库欣综合征患者伴发高血压，而儿童和青少年为50%左右，药物性库欣综合征高血压发病率为20%，且呈剂量依赖性。若高血压未得到及时控制，会引起心肌梗死、心律失常及脑梗死、脑出血，严重威胁患者的生活质量和生命安全，在高血压病因诊断中应受重视。

250 库欣综合征患者为什么会发生高血压？

库欣综合征患者由于血浆高浓度的糖皮质激素导致机体发生一系列异常，包括血容量的增加、外周血管阻力增加、心输出量增加等病理生理改变，以下病理生理机制共同导致血压升高。

（1）糖皮质激素增多。库欣综合征的高血压发病机制与ACTH、皮质醇的高分泌有关，高水平的血皮质醇是导致高血压、低血钾的主要原因。皮质醇本身具有保钠排钾作用，但作用较弱，主要表现为肾小管对钠离子的重吸收增加，作为交换，通过肾小管排泄的钾离子和氢离子就相应增加，其结果是体内总钠升高，血容量增加，血压上升并有轻度水肿。尿钾排泄量增加，会出现低血钾和高尿钾，同时伴有氢离子的排泄增多而导致代谢性碱中毒。库欣综合征的高血压一般为轻到中度，低血钾性碱中毒程度也较轻。此外，外周血皮质醇可以与盐皮质激素受体结合，导致肾小管钠重吸收增加、血容量增大。生理条件下，11β-羟化类固醇脱氢酶抑制肾脏11-羟类固醇激素活性，通过将皮质醇转化为无活性皮质素，从而防止皮质醇与非选择性盐皮质激素受体结合而产生的保钠排钾作用。因此，11β-羟化类固醇脱氢酶作为一种保护性机制，在一定的范围内控制皮质激素与糖皮质激素受体和盐皮质激素受体结合。然而，库欣综合征时，患者体内11β-羟化类固醇脱氢酶活性明显降低或缺乏，限制皮质醇代谢转化为无活性的可的松，导致结合至盐皮质激素受体的皮质醇增多，从而出现皮质醇的盐皮质激素样作用，引起血压升高。

（2）盐皮质激素异常分泌。库欣综合征时，肾上腺皮质不仅分泌过多皮质醇，还分泌作用较强的盐皮质激素，如去氧皮质酮、皮质酮、18-羟去氧皮质酮、醛固酮，功能性盐皮质激素过多导致红细胞膜钠离子/氢离子交换增强，使细胞内和细胞外容量增加，这就引起水、盐代谢紊乱加重。细胞内钠离子增多，血管壁对儿茶酚胺的敏感性增高，加速高血压的发生和发展。

（3）胰岛素抵抗的作用。胰岛素抵抗是皮质醇增多症所致高血压的另一因素。高皮质醇血症可增强糖原异生，对抗胰岛素的作用，导致胰岛素抵抗，使细胞对葡萄糖的利用减少，血糖升高。高胰岛素血症使肾小管钠再吸收增加、交感神经活性增高、调节离子转运的钠离子-钾离子-ATP酶和钙离子-ATP酶活性降低，并引起血管发生动脉粥样硬化等，由此诱发高血压。

（4）肾素-血管紧张素系统激活。长期糖皮质激素增加导致钠、水潴留，交感肾上腺系统活性增加，激活肾素-血管紧张素系统。此外，糖皮质激素还具有潜在的对血管平滑肌细胞的缩血管作用，大量糖皮质激素可上调外周组织和大脑中血管紧张素Ⅱ受体1的浓度，直接作用于肝脏促进血管紧张素原的合成，促进了对血管的收缩作用。

（5）睡眠呼吸暂停。皮质醇增多症患者常有体重增加、肥胖。脂肪不恰当分布于头、颈部、口咽部黏膜下，特别是在软腭水平，加重呼吸道阻塞，患者出现睡眠呼吸暂停。反复的呼吸暂停及低氧血症，可影响患者全身各脏器功能，出现与全身各脏器功能损害有关的各种远期并发症，如高血压、肺动脉高压、肺心病、心律失常、心肌梗死。因此，睡眠呼吸暂停也是库欣综合征高血压发生的重要因素之一。

（6）其他因素。糖皮质激素抑制血管舒张系统，包括一氧化氮合酶、前列环素和激肽-缓激肽系统，可通过中枢神经系统的糖皮质激素和盐皮质激素受体调节发挥作用，对心血管调节产生增压效应，其结果是心输出量增加、外周血管抵抗、肾血管抵抗，糖皮质激素增强心血管系统对血管活性物质的正性肌力和加压反应，包括儿茶酚胺、血管加压素、血管紧张素Ⅱ，导致血管阻力增加和血压升高。

251 库欣综合征患者手术后血压能治愈吗？

手术治疗的垂体瘤、肾上腺腺瘤等，术后仍然有 1/3 的患者持续高血压，其原因可能与长期暴露于高皮质醇环境，及长期的高血压导致不可逆的血管结构改变等有关。手术后高血压较易控制，应用降压药往往可以获得满意的治疗效果。文献报道，32 例库欣综合征患者，其中 28 例合并有高血压，患者采用外科手术治疗后，17 例患者在术后血压恢复正常。另有临床报道，6 例肾上腺偶发瘤患者，因皮质醇增多而行腹腔镜下肾上腺切除术后，2 例患者术后血压恢复正常，2 例患者血压下降但仍然需要服用降压药物。

252 库欣综合征患者降压药物应用的原则有哪些？

手术治疗后的部分库欣综合征患者高血压不能完全治愈或者因为各种原因不能行手术或放射治疗的患者，可用药物治疗控制高血压。皮质醇增多病程较长时高血压多属顽固性高血压，术后持续的高血压对药物的治疗反应会好于术前，如高皮质醇血症不能解除，单用一种降压药治疗效果常不满意，药物治疗原则如下：（1）通常需要两种以上不同类型的降压药联合应用。（2）皮质醇增多导致高血压的药物治疗包括两大类。一类为抗高血压药物，如利尿剂、钙离子拮抗剂、血管紧张素转换酶抑制剂（ACEI）和血管紧张素Ⅱ受体阻滞剂（ARB）等；第二类通过阻断皮质醇生物合成减少皮质醇的合成，继而达到降压的目的。

253 利尿剂、血管紧张素转换酶抑制剂和血管紧张素受体阻滞剂应用于库欣综合征患者有什么优势？

糖皮质激素导致高血压常伴肾素-血管紧张素系统激活，因此血管紧张素转换酶抑制剂和血管紧张素受体阻滞剂是治疗该类型高血压的首选，血管紧张素转换酶抑制剂降压作用是通过抑制血管紧张素转换酶使血管紧张素Ⅱ生成减少，同时抑制激肽酶使缓激肽降解减少，血管扩张，使血压降低。血管紧张素受体阻滞剂通过对血管紧张素Ⅱ受体的阻滞，更充分有效地阻断血管紧张素对血管收缩、水钠潴留及细胞增生等不利作用。库欣综合征患者存在钠水潴留、血容量增多，利尿剂使细胞外液容量减低、心排血量降低，应用于该类患者可以发挥利钠作用使血压下降。临床常用的有噻嗪类、袢利尿剂和保钾利尿剂3类。保钾利尿剂螺内酯是非选择性盐皮质激素受体拮抗剂，对于伴有盐皮质激素增高的库欣综合征高血压，螺内酯是有效的降压药物。依普利酮作为选择性醛固酮阻滞剂，其对醛固酮受体具有高度的选择性，通过竞争性抑制醛固酮结合而作用于肾上腺盐皮质激素受体，而对雄激素和孕酮受体的亲和力低，副反应小，是治疗库欣综合征性高血压的新药物。袢利尿剂呋塞米由于促进尿钙的排泄，库欣综合征患者应该避免使用。因为高皮质醇血症影响小肠对钙的吸收，且骨钙动员，大量钙离子进入血液后从尿中排出。血钙虽在正常低限或低于正常，但尿钙排量增加，易并发骨质疏松和肾石病。如必须使用呋塞米，则同时使用双磷酸盐、注意补钾。

254 甲状腺功能亢进和甲状腺功能低下与高血压有关吗？血压升高的特点是什么？

甲状腺功能异常是常见病，对心血管系统有重要影响。在甲状腺功能亢进症和甲状腺功能减退症患者中高血压患病率较非甲状腺疾病患者高。甲状腺功能亢进症简称甲亢，患病时可使心肌收缩性增强，心率增快，心输出量增加，全身血管阻力降低，高血压表现特点：血压以收缩压升高为主，脉压增大，平均动脉压一般变化不大。甲亢可以增加毛细血管数量，使外周阻力降低50%，从而刺激肾素、血管紧张素、醛固酮的释放，使钠的重吸收增加。甲状腺功能减退症简称甲减。患病时可使心率变慢，心输出量减少，全身血管阻力升高，高血压表现特点以舒张压升高为主，脉压变小，平均动脉压一般也不变。有研究显示，25%的甲减患者有舒张期高血压，且伴有外周血管阻力升高。此外，甲减可能会使肾血流量和肾小球滤过率下降。

255 甲状腺功能亢进和低下时高血压的发生机制有哪些？

甲状腺疾病时由于甲状腺激素水平及病理生理的变化可以影响心输出量、外周血管阻力、肾脏的血流动力学、钠的内稳态、血管内皮功能、肾素-血管紧张素-醛固酮系统等多个调节血压的机制，从而导致高血压的发生。

甲亢时导致收缩压升高的可能机制有以下几方面。血清甲状腺激素水平明显升高，包括三碘甲状腺原氨酸（T_3）和甲状腺素（T_4）。T_3可以直接作用于血管平滑肌细胞，引起血管舒张，也可以通过刺激血管平滑肌细胞的β_2受体或者通过局部代谢产物引起血管舒张，使全身血管阻力下降。血管平滑肌细胞中存在 2 型脱碘酶，它可以在局部把 T_4 转化为 T_3，引起血管舒张。甲状腺激素通过与甲状腺激素受体结合而影响心脏多种基因的表达。心肌收缩蛋白包括肌动蛋白和肌球蛋白，其中肌球蛋白有三种异构体，包括 αα、αβ、ββ，其中活性最强的是 αα。甲亢可以使 αα 型肌球蛋白增多，促进肌浆网释放 Ca^{2+} 和 Ca^{2+} 的跨膜转运、增加 Ca^{2+}-ATP 酶和 Na^+-K^+-ATP 酶活性，从而使心肌收缩力增强，心输出量增加。另外甲亢时心肌细胞复极化时间缩短，心房兴奋组织的有效不应期缩短，舒张期的去极化自律性增加，窦房结的激动自律性也加快，从而会导致心率增快。甲亢时交感神经系统活性被激活，肾上腺素受体的数量和亲和力增加，机体对儿茶酚胺的反应性也增强。以上机制共同作用导致高血压的发生。

甲状腺功能低下时甲状腺激素水平降低，心脏传导速度降低，心率下降，心输出量减少。甲减时可以促进血管动脉粥样硬化，血管弹性降低，从而使外周血管阻力增加。此外甲减时还存在脂代谢紊乱、血黏度增加、血流速度减慢、肾血流会减少、肾小球滤过率减少等现象，还会出现水钠平衡紊乱，液体潴留。有研究发现甲减时体内有多种激素分泌异常，比如去甲肾上腺素水平升高等。这些病理变化均可导致甲状腺功能低下患者血压的升高。

☞ 256 甲状腺功能亢进和甲状腺功能低下患者降压药物有什么推荐？

甲状腺功能亢进和甲状腺功能低下患者降压药物的选择应该针对其高血压的发生机制为原则，首先排除禁忌证，如甲亢患者心率快、血容量增加，可以选择 β 受体阻滞剂或者利尿剂，甲减患者心率慢则不宜用 β 受体阻滞剂。有研究结果显示，甲亢患者经过放射性碘治疗发生甲减后，舒张压明显升高，经甲状腺素替代治疗至甲功正常后，舒张压又有所下降。甲减患者停用甲状腺激素后血压上升，尤其是舒张压，继续替代治疗可以逆转升高的。所以对于甲状腺功能亢进和甲状腺功能低下患者伴有高血压时，应积极治疗原有的甲状腺疾病，尽快使甲状腺功能恢复正常，可以使一部分患者的血压自动恢复正常。

☞ 257 什么是药物性高血压？哪些药物可以引起血压升高？

药物性高血压是指常规剂量的药物本身或该药物与其他药物之间发生相互作用而引起血压升高，当血压＞140/90mmHg 时即考虑药物性高血压。可以引起血压升高的药物包括：（1）激素类药物；（2）中枢神经类药物；（3）非类固醇类抗炎药物;(4)中草药类;(5)其他。原则上,一旦确诊高血压与用药有关,应该尽量停用这类药物,换用其他药物或者采取降压药物治疗。2018年《中国高血压防治指南》罗列了常见引起血压升高的药物如下表所示。

导致药物性高血压的常见药物、作用机制及治疗

分类		常见药物	作用机制	治疗和注意事项
激素类	雌激素	雌二醇、尼尔雌醇、倍美力孕三烯酮、去氧孕烯-炔雌醇	(1)钠水潴留 (2)RAS激活 (3)胰岛素抵抗	利尿剂 ACEI(ARB) β受体阻滞剂
	孕激素	安宫黄体酮、炔诺酮、醋酸甲羟孕酮	大剂量用药会产生肾上腺皮质激素反应	
	雄激素	甲睾酮、苯丙酸诺龙、康力龙	(1)诱发红细胞增多症 (2)影响钾离子通道和雄激素受体的调节,导致氮、钠、钾、磷的潴留和胰岛素抵抗	
	催产素		大剂量使用时出现抗利尿作用	
	垂体后叶素		(1)收缩小动脉 (2)使肾脏对水的重吸收增加	
	糖皮质激素	氢化可的松、强的松、地塞米松	皮质醇和皮质酮均有盐皮质激素活性	注意血钾变化 利尿剂CCB ACEI(ARB)
	盐皮质激素	9α-氟氢皮质素、醋酸脱氧皮质酮油剂	增加钠的重吸收和促进钾的排泄	利尿剂 注意血钾变化
	甲状腺素钠	优甲乐	交感神经系统兴奋性增高	
影响交感神经兴奋性药物	麻醉药	氯胺酮、地氟烷、七氟醚、盐酸纳洛酮利他林、苯丙胺、可卡因	交感神经兴奋性增高 促使多巴胺和NE从神经末梢释放并阻断其回收,使相应的突触部位含量增高和作用时间延长	α受体阻滞剂 氯压定、地尔硫卓 α受体阻滞剂 维拉帕米 硝酸甘油
	抗震颤麻痹	左旋多巴	刺激突触后膜的多巴胺受体发挥抗震颤麻痹作用同时有升压作用	
	减肥药	西布曲明	抑制脑内5-羟色胺及NE的再摄取,增加突触间隙含量,交感神经兴奋性增高	其他方式减轻体重 ACEI(ARB) β受体阻滞剂
	肾上腺素β₂受体激动剂	硫酸沙丁胺醇、盐酸班布特罗、硫酸特布他林、氯丙那林	激活腺苷酸环化酶,增加细胞内环磷腺苷的合成	慎用于嗜铬细胞瘤或甲状腺功能亢进
	茶碱类	氨茶碱、多索茶碱、二羟丙茶碱	促进内源性肾上腺素和去甲肾上腺素释放	

续表

	分类	常见药物	作用机制	治疗和注意事项
非类固醇类抗炎药		吲哚美辛、炎痛、布洛芬、保泰松、西乐葆、奥斯克、英太青	（1）水钠潴留 （2）减少循环中前列腺素的含量 （3）肾脏损伤	CCB ACEI（ARB）
中草药	甘草类	甘利欣 胆酸、生胃酮	（1）抑制11β-羟类固醇脱氢酶的活性皮质醇介导的盐皮质类固醇产生过多而发生血压升高 （2）阻止前列腺素的合成 （3）抑制组胺的合成及释放	利尿剂 CCB ACEI（ARB）
	麻黄素类	麻黄素滴鼻剂、麻黄素与氯苯那敏、苯海拉明等配伍	（1）直接激动肾上腺素α和$β_2$受体 （2）间接促进NE神经递质的释放 （3）较显著的中枢兴奋作用	α受体阻滞剂 β受体阻滞剂
其他类	单胺氧化酶抑制剂类	异烟肼、呋喃唑酮、酮康唑；利血平；三环类抗抑郁药	拮抗单胺氧化酶及其他酶类，不利于细胞内外的儿茶酚胺的灭活而使血管收缩作用增强	α受体阻滞剂
	噻唑烷二酮类	马来酸罗格列酮、吡格列酮	水钠潴留	严重心衰者禁用
	重组人促红细胞生成素		（1）血管收缩与细胞内的钙稳态及交感神经兴奋性增高 （2）刺激血管内皮细胞内皮素合成 （3）红细胞增多症 （4）遗传学机制	首选CCB或α受体阻滞剂 利尿剂和ACEI降压不敏感
其他类	环孢素和免疫抑制剂	环孢素A、他克莫司	（1）交感神经系统的激活 （2）血容量扩张时利尿反应迟钝 （3）NO介导的血管舒张功能受损和内皮素释放增加 （4）阻断神经钙蛋白后肾交感神经传入神经被激活	CCB（可能增加血环孢菌素浓度） 多种降压药物联合使用（含氯压定）

☞ 258 单基因遗传性高血压有哪些？

单基因遗传性高血压根据基因突变的部位主要分为以下几类：（1）基因突变直接影响肾小管离子通道转运系统相关蛋白功能，包括Liddle综合征、Gordon综合征、拟盐皮质激素增多症、盐皮质类固醇受体突变导致妊娠加重的高血压等。（2）基因突变导致肾上腺类固醇合成异常，包括家族性醛固酮增多症Ⅰ、Ⅱ、Ⅲ型、先天性肾上腺皮质增生症（11-β羟化酶缺乏症、17α-羟化酶/17,20裂解酶缺乏症）、家族性糖皮质激素抵抗。（3）以嗜铬细胞瘤等为代表的各种神经内分泌肿瘤、高血压伴短指畸形、多发性内分泌肿瘤和VAH综合征等等。

259 Liddle综合征是罕见的继发性高血压吗？临床表现特征有哪些？

Liddle综合征又称假性醛固酮增多症，是一种少见的常染色体显性遗传的单基因高血压，由Grant Liddle等在1963年首次进行详尽描述。Liddle综合征的主要病因是编码远端肾小管上皮钠通道（epithelial sodium channel，ENaC）的基因发生功能获得性突变。以前认为Liddle综合征非常罕见，各地仅有零星报道，其发病率<1/1000000，目前尚不知Liddle综合征的确切发病率。国外学者对149例高血压伴低血钾或伴高碳酸氢盐血症的美国退伍军人进行检测，发现9例（6%）具有Liddle综合征表型。中国研究人员探讨了不明原因的年轻高血压患者（330例，14—40岁）Liddle综合征的发病情况，对低血钾者进一步行基因检测，5例（1.52%）确诊为Liddle综合征，其亲属中有12例同样确诊为Liddle综合征。随着临床医生重视度的提高和基因检测的进展，预测Liddle综合征的确诊病例将增加，Liddle综合征也许并不是一个罕见疾病。典型临床表现包括：高血压伴低血钾，严重时可发展为代谢性碱中毒、肾素及醛固酮水平降低。Liddle综合征患者除了血压高、对常用降压药反应差，往往伴有低血钾相关症状，如乏力、心悸等，其临床表现酷似原发性醛固酮增多症。

260 11-β羟化酶缺乏症为什么会引起血压升高？临床表现有什么特征？

先天性肾上腺皮质增生症是由编码皮质激素合成必需酶的基因突变导致肾上腺皮质激素合成障碍的一种常染色体隐性遗传疾病，11β-羟化酶缺乏症发病率为1/100000，文献报道在以色列及犹太人群中呈密集分布。11β-羟化酶缺乏症患者由于CYP11B基因突变造成酶活性减弱或缺失，对ACTH的生成和代谢有以下影响：（1）11-去氧皮质酮（11-deoxycortone，DOC）和11-去氧皮质醇缺乏酶的催化不能顺利转化，皮质醇（COR）生成减少，促肾上腺皮质激素（ACTH）分泌增加，表现皮肤色素沉着，高ACTH低COR，肾上腺皮质增生。（2）过量的COR和皮质酮的前体物质一部分通过17α-羟化酶/17,20碳链裂解酶途径生成过量的雄激素，表现为女性男性化，假两性畸形和男性性早熟，肾上腺雄激素如去氢异雄酮（dehydroepiandrosterone，DHEA），雄烯二酮（androstenedione，AND）升高。（3）DOC具有弱的盐皮质激素作用，潴钠排钾血容量增高，引起高血压和低血钾，并抑制肾素-醛固酮系统。该病患者临床表现特征：高血压、低血钾、男性性早熟、女性男性化，血浆ACTH及促性腺激素水平升高、皮质醇降低、雄激素水平升高、双侧肾上腺增大。

261 17α-羟化酶缺乏症为什么会引起血压升高？临床表现有什么特征？

该疾病引起血压高的原因与以下发病机制有关：由于肾上腺皮质激素合成过程中所必需的某种酶先天缺陷，导致皮质醇合成受阻，血皮质醇浓度降低，进而通过负反馈机制促进垂体分泌大量的ACTH，导致肾上腺增生，皮质醇前体物质蓄积而引发一系列临床症状，这类遗传性疾病，称为先天性肾上腺皮质增生症（congenital adrenal hyperplasia，CAH）。CAH的遗传方式为常染色体隐性遗传，大部分CAH患者是由于基因CYP21A2突变导致21-羟化酶活性受损或缺失所致。编码P450c17蛋白的基因CYP17A1突变导致的17α-羟化酶缺乏症（17OHD）是CAH中的极少数一部分，仅占CAH的1%，估测发病率为1∶100000—1∶50000。17α羟化酶的作用是将孕烯醇酮和孕酮转变为皮质醇的前体物质17-羟孕烯醇酮和17-羟孕酮，17，20碳链裂解酶进一步把17-羟孕烯醇酮和17-羟孕酮转变为雌激素和肾上腺雄激素的前体脱氢表雄酮和雄烯二酮。如果酶功能缺陷，17α羟化过程遇阻，机体将无法合成生理所需的皮质醇和睾酮、雌二醇，此外孕酮等前体物质的堆积，使得盐皮质通路的合成增加，血浆11-去氧皮质酮（DOX）、皮质酮、醛固酮浓度升高。11-DOX具有强大的盐皮质激素活性，导致水钠潴留、高血压、低血钾、碱中毒。该病的临床表现特征为：男性患者表现为女性第二性征，女性虽有正常的外生殖器，却因青春期缺乏雌激素，出现性发育不全、原发性闭经；高血压、低血钾，血浆ACTH及促性腺激素水平升高，皮质醇降低，雌、雄激素水平低下，双侧肾上腺增大。

高同型半胱氨酸与叶酸补充相关问答

262 血清叶酸测定的方法有哪几种？

血清叶酸测定方法较多，其中最经典、最可靠的是微生物法，其分析性能受叶酸标准物质及所用微生物菌种的影响。其他的叶酸测定方法还包括经典的高效液相色谱法、免疫法、离子捕获法等，其中免疫化学发光法是当前较为便捷的方法之一，可以同时测定血清叶酸和红细胞叶酸，其测值可溯源至NIST国家标准品。

263 高同型半胱氨酸血症一定是缺乏叶酸造成的吗？

血浆同型半胱氨酸水平（HCY）升高也叫作高同型半胱氨酸血症（HHCY），受多种因素影响（如代谢酶基因变异，维生素 B2、B6、B12 缺乏，肾功能不全等），而且不同种族、性别人群血 Hcy 水平亦不相同，因此不能将其作为评价叶酸状况的特异性指标，目前也缺乏统一判定标准。

264 高同型半胱氨酸血症（HHCY）是否有判定的标准？

目前没有统一的标准。美国疾病预防控制中心推荐血 Hcy>13μmol/L 作为判定叶酸功能性缺乏的非特异性指标；美国心脏协会在《缺血性中风和短暂性脑缺血发作预防指南》中将 Hcy>10μmol/L 作为高 Hcy 血症诊断标准，与我国《H 型高血压诊断与治疗专家共识》建议的诊断标准相同；《中国高血压防治指南》（2018 年修订版）将高 Hcy 血症的诊断标准修订为≥15μmol/L。

265 HHCY与心血管疾病有何关系？其机制是什么？

研究证明 HCY 水平升高可导致冠状动脉和降主动脉钙化加重。流行病学研究显示，当 Hcy≥16μmol/L 时心血管疾病的风险明显增加，降低 25% 的 Hcy 可以降低 11% 的冠心病风险和 19% 的卒中风险。关于 Hcy 与心血管疾病发生的机制，可能与其直接或间接导致血管内皮细胞损伤、促进血管平滑肌细胞增殖、影响低密度脂蛋白的氧化、增强血小板的功能和促进血栓形成有关。因此，理论上，补充叶酸使 Hcy 水平下降可以预防和降低心血管事件发生的风险。

266 用于预防脑卒中时叶酸的合适剂量是多少？

叶酸剂量不同或是否联用其他维生素 B 族对卒中事件影响存在差异。有荟萃分析显示，每日服用≤0.8mg 叶酸的患者卒中事件发生率显著降低，服用>0.8mg 叶酸的患者卒中事件却无明显下降，提示服用小剂量可能获益更多。还有研究显示，在纳入高血压人群比例较高的研究中，叶酸治疗显著降低脑卒中发生风险，在纳入高血压人群比例较低研究中，无显著获益。

参考文献

[1] 2014年中国高血压患者教育指南（简明版）[J]. 中国循环杂志, 2014, (z2): 131-140.

[2] 胡以松, 姚崇华, 王文志, 等. 2002年中国部分民族高血压患病情况[J]. 卫生研究, 2006, 35 (5): 573-575.

[3] 范国辉, 王增武, 张林峰, 等. 2013年北方四区县农村高血压患病率、知晓率、治疗率和控制率调查[J]. 中华医学杂志, 2015, 95 (8): 616-620.

[4] 亚茹, 纪宏伟, 张毅, 等. 欧洲2018年版《动脉高血压管理指南》解读[J]. 同济大学学报（医学版）, 2018, 39 (4): 1-5.

[5] 李立明, 饶克勤, 孔灵芝, 等. 中国居民2002年营养与健康状况调查[J]. 中华流行病学杂志, 2005, 26 (7): 478-484.

[6] 吴兆苏, 霍勇, 王文, 等. 中国高血压患者教育指南[J]. 中国医学前沿杂志（电子版）, 2014, (3): 78-110.

[7] 董彦会, 宋逸, 董彬, 等. 2014年中国7—18岁学生血压状况与营养状况的关联分析——基于中国儿童青少年血压评价标准[J]. 北京大学学报（医学版）, 2018, 50 (3): 422-428.

[8] 喜杨. 2018加拿大高血压指南：成人和儿童高血压的诊断、风险评估、预防和治疗——摘译[J]. 中国医学前沿杂志（电子版）, 2018, 10 (5): 24-34.

[9] 石琳, 张静, 姚玮. 儿童高血压的诊断和治疗[J]. 北京医学, 2019, 41 (11): 976-979.

[10] 母昌垚, 张艳, 刘晓强, 等. 我国儿童青少年高血压流行病学及影响因素研究进展[J]. 中华高血压杂志, 2018, 26 (1) 20-24.

[11] 冯颖青, 李勇, 张宇清, 等. β受体阻滞剂在高血压应用中的专家指导建议

[J]. 中华高血压杂志，2013，21（8）：719-727.

[12] 李甄凌 .β受体阻滞剂在高血压应用中的专家指导建议 [J]. 心血管病防治知识，2019，9（11）：95-96.

[13] 武敏，张晓良 . 噻嗪类利尿剂在高血压治疗方面的研究进展议 [J]. 中华高血压杂志，2019，27（4）：318-322.

[14] 宁亮，张烨，余国龙 . 心理情绪因素与原发性高血压的研究进展 [J]. 医学综述，2018，24（6）：1121-1125.

[15] 邹云增，李磊 . 血管紧张素Ⅱ受体活性化机制及其阻断剂作用的新认识 [J]. 中国医学前沿杂志（电子版），2011，03（5）：29-31.

[16] 翟伟，裴振峨 . 血管紧张素Ⅱ受体拮抗剂的不良反应文献综述与评价 [J]. 临床药物治疗杂志，2007，5（5）：54-58.

[17] 孙宁玲 . 血管紧张素转换酶及血管紧张素Ⅱ受体阻断剂的降压及器官保护的临床应用 [J]. 河北医药，2001，23（1）：7-9.

[18] 高子晴 . 血管紧张素转换酶抑制剂类降压药的相关研究进展 [J]. 疑难病杂志，2018，17（9）：955-958.

[19] 徐标 . 血管紧张素转换酶抑制剂心血管保护作用的机制 [J]. 中华高血压杂志，2018，26（9）：813-816.

[20] 徐朝飞 . 应用血管紧张素转换酶抑制剂不良反应的特分析 [J]. 中国循证心血管医学杂志，2017，9（8）：969-971.

[21] 庄秋红 . 有感血管紧张素转换酶抑制剂的药理学特性及不良反应禁忌症 [J]. 哈尔滨医药，2008，28（1）：31.

[22] 靳姝杰，裘荣刚，王小波 . 血管紧张素转换酶抑制剂的不良反应和禁忌症 [J]. 药学实践杂志，2000，18（3）：166-168.

[23] 《特殊类型高血压临床诊治要点专家建议》中高血压合并相关心血管疾病降压治疗推荐（一）[J]. 实用心脑肺血管病杂志，2020，28（4）：4.

[24] 《特殊类型高血压临床诊治要点专家建议》中高血压合并相关心血管疾病降压治疗推荐（二）[J]. 实用心脑肺血管病杂志，2020，28（4）：76.

[25] 《特殊类型高血压临床诊治要点专家建议》中高血压合并相关心血管疾病降压治疗推荐（三）[J]. 实用心脑肺血管病杂志，2020，28（4）：110.

[26] 中华医学会内分泌学分会肾上腺学组 . 嗜铬细胞瘤和副神经节瘤诊断治疗的专家共识 [J]. 中华内分泌代谢杂志，2016，32（3）：181-187.

[27] 殷璐，郑丽丽，翟绍忠.11β-羟化酶缺乏症1例报道及相关文献复习[J].中华实用诊断与治疗杂志，2010，24（3）：285-287.

[28] 张晶晶.Liddle综合征1例临床分析[J].中华高血压杂志，2020，28（1）：93-94.

[29] 李艳敏，李世玲，袁晓安.高血压合并糖尿病的降压药物治疗研究进展[J].临床医药文献电子杂志，2019，6（27）：198.

[30] 陈源源，王增武，李建军，等.高血压患者血压血脂综合管理中国专家共识[J].中华高血压杂志，2019，27（7）：605-614.

[31] 中国老年医学学会急诊医学分会，中华医学会急诊医学分会卒中学组，中国卒中学会急救医学分会.急性缺血性脑卒中急诊急救中国专家共识（2018版）[J].中华急诊医学杂志，2018，27（7）：721-728.

[32] 姜凤伟，单忠艳.甲状腺功能对血压的影响[J].中国实用内科杂志，2009，29（10）：892-895.

[33] 费菲.蒋雄京：肾动脉狭窄处理专家共识临床实践与循证"全解析"[J].中国医药科学，2018，8（5）：1-4.

[34] 陈胜男，申燕.慢性肾脏病的心血管并发症研究进展[J].中国病理生理杂志，2019，35（8）：1532-1536.

[35] 中华医学会神经病学分会，中华医学会神经病学分会脑血管病学组.中国脑出血诊治指南（2019）[J].中华神经科杂志，2019，52（12）：994-1005.

[36] 刘超，张梅.皮质醇增多症所致高血压诊断与治疗[J].中国实用内科杂志，2009，29（10）：890-892.

[37] 中华医学会妇产科学分会妊娠期高血压疾病学组.妊娠期高血压疾病诊治指南（2020）[J].中华妇产科杂志，2020，55（4）：227-238.

[38] 武藤智，张川.肾囊性疾病[J].日本医学介绍，2007，28（7）：308-309.

[39] 中华医学会，中华医学会杂志社，中华医学会全科医学分会，中华医学会呼吸病学分会睡眠呼吸障碍学组，中华医学会《中华全科医师杂志》编辑委员会，呼吸系统疾病基层诊疗指南编写专家组.成人阻塞性睡眠呼吸暂停基层诊疗指南（实践版·2018）[J].中华全科医师杂志，2019，18（1）：30-35.

[40] 高艺洋，刘苗，李静，等.先天性肾上腺皮质增生症17α-羟化酶缺陷症1例报告[J].中国医科大学学报，2019，48（12）：1137-1139.

[41] 张菲晏，计晓娟.先天性主动脉缩窄的临床诊疗进展[J].局解手术学杂志，

2018，27（2）：148-152.

[42] 中国高血压防治指南修订委员会，高血压联盟（中国），中华医学会心血管病学分会中国医师协会高血压专业委员会，中国医疗保健国际交流促进会高血压分会，中国老年医学学会高血压分会. 中国高血压防治指南（2018年修订版）[J]. 中国心血管杂志，2019，24（1）：24-56.

[43] 中国老年医学学会高血压分会，国家老年疾病临床医学研究中心中国老年心血管病防治联盟. 中国老年高血压管理指南2019[J]. 中华老年多器官疾病杂志，2019，18（2）：81-106.

[44] 中国医师协会肾脏内科医师分会，中国中西医结合学会肾脏疾病专业委员会. 中国肾性高血压管理指南2016（简版）[J]. 中华医学杂志，2017，97（20）：1547-1555.

[45] 刘奕姝，于悦，谭慧文，等. 阻塞性睡眠呼吸暂停低通气综合征与失眠共病患者的临床特点及相关因素分析[J]. 中国医科大学学报，2020，49（3）：239-243.

[46] 张莉，张晓雷，王辰. 2018美国睡眠医学会《气道正压通气治疗承认阻塞性睡眠呼吸暂停》临床实践指南解读[J]. 中国实用内科杂志，2019，30（7）：600-604.

[47] Michael Stowasser, Richard D. Gordon.The Aldosterone–Renin Ratio in Screening for Primary Aldosteronism [J]. *The Endocrinologist* ,2004,14（5）：267-276.